Lehnung • Schreiber

Therapie-Basics
EMDR

E-Book inside auf psychotherapie.tools

Mit dem untenstehenden Download-Code erhalten Sie dieses Buch als E-Book im PDF-Format. Hierfür ist eine Registrierung auf www.psychotherapie.tools notwendig:

1. www.psychotherapie.tools/e-book-inside öffnen.
2. Code eingeben.
3. Auf »Freischalt-Code einlösen« klicken. Der Code ist einmal gültig.
4. Im Warenkorb auf »Zur Kasse« klicken und Vorgang nach Login abschließen.

Das E-Book steht Ihnen in Ihrem Kundenkonto unter »Mein Material« zur Verfügung. Es ist ausschließlich für den persönlichen Gebrauch einer einzelnen Person bestimmt.

Für Institutionen und Teams bieten wir gestaffelte Mehrplatz-Lizenzen an, die sich an der Zahl Ihrer Nutzer:innen orientieren. Kontaktieren Sie uns unter vertrieb-psychotherapie.tools@beltz.de und sichern Sie sich Ihre Mehrplatz-Lizenz!

NFBULVAMXF

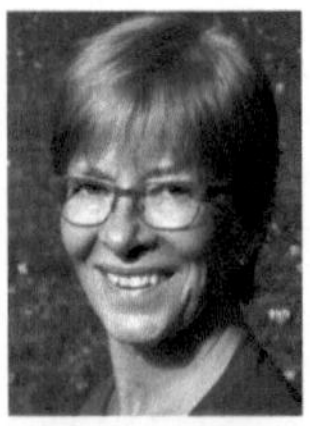

Dr. phil. Maria Lehnung ist Psychologische Psychotherapeutin in eigener Praxis in Eckernförde. Sie ist Dozentin und Supervisorin und hat die Leitung des EMDR Instituts Deutschland inne.

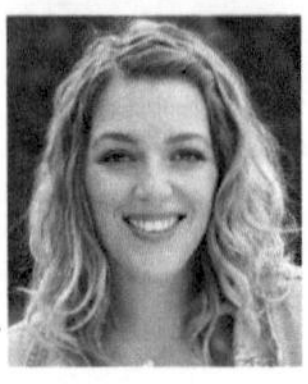

Melanie Schreiber, Dipl.-Psych., ist Psychologische Psychotherapeutin und arbeitet in eigener Praxis in Eckernförde. Sie ist Supervisorin und Dozentin mit dem Schwerpunkt Psychotraumatologie.

Maria Lehnung • Melanie Schreiber

Therapie-Basics EMDR

Mit E-Book inside und Arbeitsmaterial

BELTZ

Dr. Maria Lehunung
Psychologische Praxis
Kieler Str. 74–76
24340 Eckernförde
info@maria-lehnung.de

Dipl.-Psych. Melanie Schreiber
Psychologische Praxis
Kieler Str. 74–76
24340 Eckernförde
mail@melanie-schreiber.de

Bildnachweis: S. 18: © GettyImages: -VICTOR-, fairywong, Richard Chambers; Katharina Hettche;
S. 30, 57, 76: Katharina Hettche

Dieses Buch ist erhältlich als:
ISBN 978-3-621-29149-1 Print
ISBN 978-3-621-29150-7 E-Book (PDF)

1. Auflage 2025

Beltz Verlagsgruppe GmbH & Co. KG
Werderstraße 10, 69469 Weinheim
service@beltz.de

Lektorat: Andrea Glomb, Karin Ohms
Umschlaggestaltung: Lina Marie Oberdorfer
Herstellung: Myriam Frericks
Satz: WMPT Wendt Media Text-Processing GmbH, Birkenau
Druck und Bindung: Beltz Grafische Betriebe, Bad Langensalza
Printed in Germany

Weitere Informationen zu unseren Autor:innen und Titeln finden Sie unter: www.beltz.de

Inhalt

Verzeichnis der Arbeits- und Informationsblätter

Vorwort

EMDR-Therapie hat sich in den letzten 3 Jahrzehnten aus ihren Anfängen von einer Therapie-Technik zu einer dynamischen Psychotherapie entwickelt, die sehr viel Forschung angestoßen hat und in Studien gute Erfolge aufweist.

Uns selbst hat EMDR von Anfang an fasziniert: ein sehr strukturiertes Therapie Vorgehen, das spannende Veränderungsprozesse anstößt. Besonders beeindruckt sind wir immer wieder von den überraschenden Veränderungen und Heilungsverläufen, die wir bei unseren Patientinnen in unserer Psychotherapeutischen Praxis erleben.

Eine nicht unwichtige Rolle spielt dabei, dass die EMDR-Therapie wirklich methodengetreu angewendet wird. Die Absicht des Buches *Therapie-Basics EMDR* ist, diese methodischen Grundlagen darzustellen. Das Buch vermittelt die wichtigsten Grundlagen der EMDR-Therapie in einem didaktisch modernen Konzept, es soll Anwenderinnen helfen, die einzelnen Elemente, aus denen EMDR besteht, systematisch zu verstehen und dann auch in die Praxis umzusetzen. Durch die Struktur der Informationsblätter ist es möglich, auch ganz gezielt zu einzelnen Fragen Antworten zu finden. EMDR wird hier anwenderorientiert präsentiert, so wie wir es auch in unseren Kursen unterrichten.

Danken möchten wir an dieser Stelle dem Beltz Verlag, der die praxisorientierte Reihe »Therapie-Basics« auf den Weg gebracht und uns eingeladen hat, dieses Buch zu schreiben. Danken möchten wir auch unseren Lektorinnen Andrea Glomb und Karin Ohms für die unkomplizierte Zusammenarbeit. Dieses Projekt ist ein Mutter-Tochter-Projekt, worüber wir uns ganz besonders freuen.

Wir wünschen unseren Leserinnen und Lesern gute Lernerfahrungen und dann vor allem Überraschungen und Erfolge bei der Anwendung von EMDR.

Wir verwenden in den Kapiteln das grammatikalische Geschlecht kapitelweise abwechselnd, sodass Patientinnen und Patienten mal auf Therapeuten und mal auf Therapeutinnen treffen. Alle, die ihre Geschlechtsidentität nicht diesen binären Kategorien zuordnen, sind ausdrücklich mit angesprochen.

Eckernförde, im Frühjahr 2025

Maria Lehnung
Melanie Schreiber

Hinweise zur Arbeit mit diesem Buch

Zur Reihe »Therapie-Basics«
Die Reihe »Therapie-Basics« besteht aus Einzelbänden, die sich jeweils mit einer Therapieform, einem Setting oder einer Technik beschäftigen. Sie bietet durch das kompakte Darstellen der Inhalte auf einzelnen Informationsblättern einen klaren Überblick über die einzelnen Themenbereiche und ermöglicht ein schnelles Nachschlagen, Wiederfinden und Aneignen der Inhalte.

Zu den Icons
Alle Informations- und Arbeitsblätter sind mit verschiedenen Icons ausgestattet, die zur Orientierung auf den Materialien dienen. Folgende Icons begegnen Ihnen in diesem Buch:

V **Verstehen:** Auf Informationsblättern mit diesem Icon werden Hintergründe und grundlegende Informationen zu den einzelnen Themen angeboten.

E **Einsetzen:** Wenn es auf einem gesamten Informationsblatt um die konkrete Umsetzung in die Praxis geht, ist es mit diesem Icon gekennzeichnet.

R **Reflektieren:** An diesem Icon erkennen Sie Arbeitsblätter, die zur therapeutischen Selbstreflexion eingesetzt werden können.

Ü **Überprüfen:** Ob Sie sich mit dem Wissen ausreichend vertraut machen konnten, überprüfen Sie mit den Arbeitsblättern, die dieses Icon tragen.

In der Praxis: Mit diesem Icon gekennzeichnete Abschnitte illustrieren die direkte Übertragung von Wissen in die therapeutische Praxis.

Im Gespräch bleiben: Dieses Icon weist auf beispielhafte Therapiedialoge hin.

Werkzeugkasten: Wenn Sie dieses Icon sehen, wird an entsprechender Stelle eine konkrete Methode bzw. ein therapeutisches Instrument thematisiert.

Wie sag ich's? Abschnitte mit diesem Icon enthalten Beispiele für therapeutisches Wording in wörtlicher Rede.

I Was ist Eye Movement Desensitization and Reprocessing (EMDR)?

1 Wie entstand die EMDR-Therapie?

Eye Movement Desensitization and Reprocessing ist eine Psychotherapie, die in den späten 1980er-Jahren in den USA »entdeckt« und entwickelt wurde und die im Laufe der letzten drei Jahrzehnte aufgrund ihrer überzeugenden Therapieerfolge und Forschungsergebnisse international als evidenzbasierte und wissenschaftliche Psychotherapie, vor allem für den Bereich der Posttraumatischen Belastungsstörung, Anerkennung erlangte.

Die EMDR-Therapie geht davon aus, dass traumatische und andere belastende Lebensereignisse nicht ausreichend verarbeitet werden, sondern dysfunktional als pathogene Erinnerungen abgespeichert werden (Centonze et al., 2005). Diese rufen das von dem Patienten erlebte Leiden hervor. Diese pathogenen Erinnerungen werden in der EMDR-Therapie fokussiert und anschließend bilateral, meist mit Augenbewegungen, stimuliert. Der dadurch in Gang gesetzte Verarbeitungsprozess führt zu einer Neuverarbeitung der belastenden Erinnerung, die sich dabei auflösen kann, was zu einer Remission der Symptomatik führt.

Informationsmaterial dieses Kapitels

INFO 1 Die Entstehung der EMDR-Therapie
Auf diesem Informationsblatt werden die Entstehung und Entwicklung der EMDR-Therapie durch Francine Shapiro dargestellt.

INFO 2 Entwicklung der EMDR-Therapie und Forschungserkenntnisse
Hier wird die Entwicklung der EMDR-Therapie durch die Forschung der letzten Jahre dargestellt.

Die Entstehung der EMDR-Therapie

Die Entstehung der EMDR-Therapie geht auf Dr. Francine Shapiro, eine amerikanische Psychologin und Forscherin, zurück. Shapiro entdeckte zufällig, dass das Fokussieren auf die belastendsten Aspekte einer Erinnerung und die gleichzeitige bilaterale Stimulation durch schnelle Augenbewegungen zu einer deutlichen Reduktion der Belastung führt.

Sie selbst berichtet, dass sie an einem Tag durch den Park ging. Es war zu einer Zeit, in der sie sich sehr belastet fühlte durch eine soeben überstandene, sehr schwere, lebensbedrohliche Erkrankung. Während sie durch den Park ging, fokussierte sie zufällig auf ein ihr immer wieder in den Kopf schießendes, belastendes Bild. Die Sonne schien durch die Blätter der Bäume und der Wind bewegte diese hin und her, und während sie an das belastende Bild dachte, folgte sie dem Spiel des Lichts in den Bäumen. Und nach kurzer Zeit bemerkte sie, dass die Belastung deutlich abgenommen hatte.

Dies machte sie neugierig: Könnte es sein, dass schwere Belastungen dadurch desensibilisiert werden könnten, dass die Augen hin und her bewegt werden? Dieser Frage ging sie nach, zunächst bei ihren Bekannten und Freunden, und wenn sie diese anleitete, die Augen hin und her zu bewegen, während sie an ein belastendes Ereignis dachten, so meinten auch sie, die Belastung würde dadurch abnehmen.

Dies konnte sie anschließend in einer ersten Studie mit Vietnam Veteranen und Vergewaltigungsopfern nachweisen (Shapiro, 1989).

Zunächst wurde angenommen, dass es sich hierbei um einen Desensibilisierungsmechanismus handelt, daher nannte Francine Shapiro das Vorgehen »Eye Movement Desensitization« (EMD). Im Verlauf der folgenden Jahre wurde bei vielen Behandlungen beobachtet, dass während der Augenbewegungen nicht nur eine Abnahme des Arousals, sondern auch eine Neuverarbeitung der Erinnerung stattfindet. Daher schlug Shapiro dann den Begriff »Eye Movement Desensitization and Reprocessing« (EMDR) vor (Shapiro, 2001). Die Verarbeitung der bis dahin dysfunktional verarbeiteten Erinnerung stellt das wesentlichste Merkmal der EMDR-Therapie dar und trägt zur Abnahme der Symptomatik bei.

Fallbeispiel

Herr J. ist Bereiter auf einem großen Pferdegestüt. Er kommt nach einem schweren Unfall auf Anraten seines Hausarztes in die Therapie. Bei dem Unfall fuhr er zusammen mit dem Besitzer und Pferdewirt des Gestüts im Pferdelaster auf der Landstraße, als ein metallicfarbener PKW in suizidaler Absicht auf ihre Fahrbahn wechselte, sich unter ihren Pferdelaster fuhr und verstarb. Seitdem leidet Herr J. an Intrusionen, Albträumen, erhöhtem Arousal, meidet möglichst Autofahrten. Sieht er einen metallicfarbenen PKW, bekommt er Herzrasen und Schweißausbrüche.

In der EMDR-Therapie wird mit Herrn J. besprochen, wie das Ereignis und die Symptome zusammenhängen. Ihm wird die EMDR-Therapie angeboten, da sie nachgewiesenermaßen gut in der Lage ist, die Symptomatik, unter der Herr J. leidet, zu beseitigen. Dann wird nach Einverständnis von Herrn J. das traumatische Ereignis, der Unfall, fokussiert und mit bilateraler Stimulation reprozessiert. Dabei sinkt das Arousal, Herr J. kann das Geschehen verarbeiten. Die Symptomatik bildet sich vollständig zurück.

INFO 2 • Ⓥ

Entwicklung der EMDR-Therapie und Forschungserkenntnisse

In den letzten dreißig Jahren hat sich EMDR von einer Methode zur Behandlung der Posttraumatischen Belastungsstörung zu einem umfassenden Therapieansatz entwickelt, mit dem eine Vielzahl klinischer Probleme effektiv behandelt wird, weit über die PTBS hinaus. So zeigen mehr als 28 randomisiert-kontrollierte Studien die Effektivität von EMDR bei Depressiven Störungen, Bipolaren Störungen, Psychosen, Angsterkrankungen, Zwangserkrankungen, Suchterkrankungen und Schmerzerkrankungen (Scelles, 2021).

Die neuere Diskussion im EMDR-Feld schlägt vor, drei Kategorien von EMDR-Therapie zu unterscheiden (Laliotis et al., 2019, 2020, 2021): EMDR-Psychotherapie, EMDR-Protokolle und EMDR-Techniken.

(1) **EMDR-Psychotherapie** wird dabei verstanden als umfassender Therapieansatz, der im Sinne des Psychotherapieverständnisses die ganze Person einbezieht und darauf ausgerichtet ist, adaptive Antworten auf die Herausforderungen des Lebens zu optimieren und persönliches Wachstum hervorzubringen. Dabei können Symptome wie niedriges Selbstwertgefühl, Bindungsprobleme oder Entwicklungsdefizite eine Rolle spielen. Das Vorgehen basiert auf dem Modell der Adaptiven Informationsverarbeitung (s. **INFO 3** »AIP-Modell«) und integriert EMDR-Behandlungsprotokolle und EMDR-Techniken.

(2) **EMDR-Protokolle** werden verstanden als Behandlungspläne und systematische Vorgehensweisen für bestimmte Störungsbilder mit dem Ziel, die dieser Störung zugrundeliegenden unverarbeiteten Erinnerungen zu verarbeiten. Für die meisten Störungsbilder wird heute das Standardprotokoll oder das umgedrehte Standardprotokoll verwendet. Daneben existieren andere Protokolle wie z. B. das DeprEnd®, ein Behandlungsplan für die Behandlung rezidivierender depressiver Störungen mit EMDR, sowie einige andere.

(3) **EMDR-Techniken** sind Prozeduren, die Kernelemente des EMDR verwenden. Diese Interventionen können entweder für sich allein oder in Kombination mit EMDR-Protokollen angewendet werden, häufig in Stabilisierungsphasen, manchmal auch von dem Patienten selbst, z. B. die Verankerung eines Sicheren Orts mit selbstangewandter bilateraler Stimulation wie der Schmetterlingsumarmung.

2 Was sind die Grundlagen und Grundhaltungen der EMDR-Therapie?

In diesem Kapitel werden die zentralen Begriffe und Modelle der EMDR-Therapie vorgestellt, nämlich das Modell der Adaptiven Informationsverarbeitung (AIP-Modell), das die Grundlage des Denkens und Handelns in der EMDR-Therapie bestimmt, sowie die acht Phasen der EMDR-Therapie.

Informationsmaterial dieses Kapitels

INFO 3 AIP-Modell
Dieses Informationsblatt stellt das Modell der Adaptiven Informationsverarbeitung dar, welches die Grundlage des Denkens und Handelns in der EMDR-Therapie bildet.

INFO 4 Bilaterale Stimulation
Hier wird ein Überblick über die verschiedenen Formen der bilateralen Stimulation gegeben.

INFO 5 Die acht Phasen des EMDR im Überblick
Auf diesem Informationsblatt wird der grundsätzliche Ablauf einer EMDR-Therapie erklärt.

INFO 6 Wirkmechanismen im EMDR
Dieses Informationsblatt fasst wichtige Hypothesen und den aktuellen Forschungsstand zu den Wirkmechanismen der EMDR-Therapie zusammen.

INFO 7 Die drei Zeitebenen der EMDR-Therapie: Standardprotokoll
Hier wird der Basis-Behandlungsplan zur vollständigen Bearbeitung einer traumatischen Erinnerung erklärt.

INFO 3 • Ⓥ

AIP-Modell

Das *AIP (Adaptive Information Processing)-Modell* der adaptiven Informationsverarbeitung bildet die Grundlage des Denkens und Handelns in der EMDR-Therapie. Es besagt zunächst, dass jeder Mensch die Fähigkeit besitzt, Information adaptiv zu verarbeiten. Das AIP-Modell postuliert ein dem Menschen innewohnendes Informationsverarbeitungssystem, das physiologisch darauf ausgerichtet und in der Lage ist, einen gesunden Zustand herzustellen (Shapiro, 2002). Es gibt jedoch Ereignisse, die die Verarbeitungskapazität eines Individuums übersteigen, aus unterschiedlichen Gründen. Vielleicht ist der Mensch noch zu jung und verfügt noch nicht über die notwendigen Ressourcen oder das Ereignis ist zu schwerwiegend, als dass es verarbeitet werden kann. Was dann übrig bleibt, ist eine nicht verarbeitete oder dysfunktional verarbeitete Erinnerung. Dysfunktional verarbeitete Erinnerungen belasten und sind die Grundlage psychischer Störungen. Wir nennen sie daher heute auch pathogene Erinnerungen. In der EMDR-Therapie werden diese pathogenen Erinnerungen fokussiert und anschließend mit bilateraler Stimulation verarbeitet. Die bilaterale Stimulation, insbesondere die Augenbewegungen, helfen, das Geschehen einer adaptiven Verarbeitung zuzuführen. Da die unverarbeitete Erinnerung Grundlage und Nährboden für die Symptomatik der psychischen Störung ist, löst sich mit der adaptiven Verarbeitung dieser Erinnerung die Symptomatik.

Ressourcen. Integraler Bestandteil des Informationsverarbeitungssystems ist daher auch positive, adaptive Information, im EMDR oft Ressource genannt. So betonte Shapiro (2001), dass Klientinnen genügend verfügbare und ansteuerbare Ressourcen-Erinnerungsnetzwerke brauchen, um pathogene Erinnerungen zu reprozessieren.

Fallbeispiel

Die Aktivität des adaptiven Informationsverarbeitungssystems wird von manchen Patienten während einer EMDR Sitzung bewusst erlebt. Mit Frau E arbeiten wir an einer Missbrauchserinnerung aus der Kindheit, die sie sehr quält. Während des Verarbeitungsprozesses sagt sie auf die Frage, was jetzt da ist: »Als wenn es sich auflöst.« Nach einem weiteren Set bilateraler Stimulation sagt sie: »Erstaunlich, es löst sich auf.« Nach einem weiteren Set bilateraler Stimulation: »Es ist vorbei. Ich schaff das!«

Solches und ähnliches Erleben wird immer wieder von Patienten während des Reprozessierens geäußert.

Bilaterale Stimulation

Bilaterale Stimulation erfolgt klassisch und vorzugsweise über Augenbewegungen. Die allermeisten Studien, die die Effizienz der Methode untersuchten, verwendeten Augenbewegungen.

Durchführung
Augenbewegungen werden klassisch mit den Fingern angeleitet: Die Patientin folgt der horizontalen Fingerbewegung ihrer Therapeutin mit den Augen. Dabei ist darauf zu achten, dass die Finger auf einer geraden Linie über das Gesichtsfeld gezogen werden und der Abstand zwischen Fingern und Augen nah ist, 30 bis 40 Zentimeter. Vor allem soll dabei darauf geachtet werden, dass das Gesicht der Therapeutin nicht ins Blickfeld der Klientin kommt. Die Klientin soll mit ihrer Aufmerksamkeit ganz bei den Fingern, bei sich und ihrem eigenen Material bleiben, sodass der Verarbeitungsprozess nicht gestört wird. Heute werden Augenbewegungen gerne auch über Geräte appliziert. Es gibt diverse Geräte auf dem Markt, die über einen Lichtbalken arbeiten. Die Patientin folgt dabei einem Lichtpunkt mit den Augen. Auch online gibt es Portale, die über einen Lichtpunkt Augenbewegungen anleiten.

Handtapping. Wenn Augenbewegungen aus unterschiedlichen Gründen nicht möglich sind, zum Beispiel wegen einer akuten Netzhautablösung oder einer akuten Augenverletzung, so kann bilaterale Stimulation auch über Handtapping erfolgen. Dabei werden die Handrücken oder auch die Handinnenseiten abwechselnd in einem schnellen Rhythmus berührt. Auch hierfür werden heute gerne Geräte eingesetzt, sogenannte Pulsatoren.

Auditive bilaterale Stimulation. Darüber hinaus ist es auch möglich, auditive bilaterale Stimulation über Kopfhörer zu applizieren.

INFO 5 • V

Die acht Phasen des EMDR im Überblick

EMDR ist eine Behandlung in acht Phasen:
(1) Anamnesephase
(2) Phase der Vorbereitung und Stabilisierung
(3) Bewertungsphase
(4) Phase des Reprozessierens
(5) Verankerungsphase
(6) Körpertest
(7) Abschluss
(8) Überprüfungsphase

Während die Phasen 3 bis 8 sehr strukturiert aufeinander folgen sollten, sind die Phasen 1 und 2 flexibel. Zum einen in der zeitlichen Gestaltung, zum anderen können immer wieder im Verlauf einer EMDR-Therapie sowohl behandlungsplanerische Elemente (Phase 1) als auch Stabilisierung sowie Ressourcenaktivierung (Phase 2) eine wichtige Rolle spielen.
Ablaufschema. Phase 3 bis 7, auch Ablaufschema genannt, stellen den Ablauf einer Sitzung mit Erinnerungsverarbeitung dar, von der Aktivierung der zu bearbeitenden Erinnerung über das Reprozessieren der Erinnerung bis zum Abschluss der Sitzung.

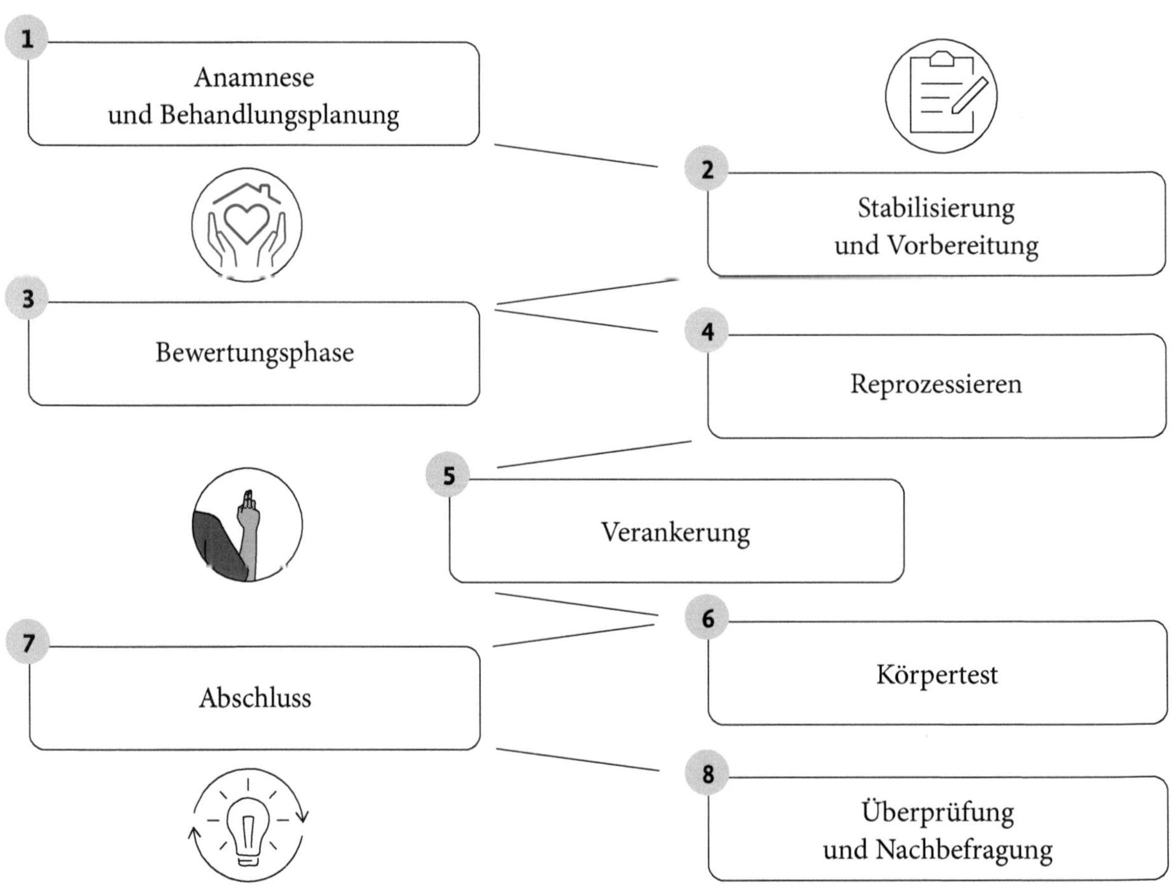

Abbildung Die acht Phasen des EMDR

Wirkmechanismen im EMDR

Schon früh hat die EMDR-Therapie Fragen zum Wirkmechanismus, insbesondere auch der Augenbewegungen, aufgeworfen. Heute werden aufgrund der Studienlage mehrere Wirkmechanismen vermutet. Die wichtigsten und meistdiskutierten Hypothesen zum Wirkmechanismus von EMDR werden im Folgenden kurz dargestellt.

Psychophysiologische Wirkmechanismen

Psychophysiologische Studien konnten zeigen, dass die Augenbewegungen beim EMDR den Sympathikus-Tonus senken und den Parasympathikus-Tonus heben (Landin-Romero et al., 2018). Da ein hoher Sympathikus-Tonus verbunden mit einem hohen Arousal eine große Rolle für die Aufrechterhaltung der Traumasymptomatik spielt, wird angenommen, dass die Senkung des Sympathikus-Tonus dann eine bessere Verarbeitung traumatischen Erlebens erleichtert.

Arbeitsgedächtnishypothese

Psychologische Theorien vermuten eine besondere Beanspruchung der Arbeitsgedächtniskapazität durch das gleichzeitige Fokussieren des Erinnerungsmaterials und die bilaterale Stimulation, die dann dabei helfen soll, dass das traumatische Material in den Hintergrund rückt (Landin-Romero et al., 2018).

Neueste Studien zu Wirkmechanismen

Eine spannende tierexperimentelle Studie lieferten Baek et al. (2019), die Mäuse mit einem klassischen Lernparadigma in eine Hilflosigkeitssituation brachten und damit ein Trauma induzierten. Triggerte man die Mäuse anschließend durch einen Ton, zeigten sie eine Freeze-Reaktion. Die Mäuse wurden anschließend entweder einer klassischen Habituationssituation ausgesetzt oder bekamen zusätzlich ein »Mäuse-EMDR«: Sie wurden bilateraler Stimulation mit einer Lichtleiste ausgesetzt. Die Mäuse, die das »Mäuse-EMDR« bekamen, zeigten eine sehr viel schnellere Abnahme der Freeze-Reaktion. Dieses Ergebnis war nachhaltig: Auch nach einer Woche, einer langen Zeit in einem Mäuseleben, zeigten sie eine signifikant niedrigere Freeze-Reaktion als die Mäuse, die nur klassische Habituationsbehandlung bekommen hatten. Baek et al. konnten dann zeigen, dass dies auf eine Inhibition von Neuronen in der basolateralen Amygdala zurückzuführen ist, die nur durch die horizontalen Augenbewegungen zustande kam. Dieses Ergebnis konnte inzwischen repliziert werden (Baek et al., 2019; Szeska et al., 2023).

Auch wenn wir bis zum heutigen Tage sicher nicht die gesamte Wirkweise des EMDR erklären können, so spricht die Studienlage derzeit (2024) dafür, dass es sich bei der EMDR-Therapie primär um einen subkortikalen Prozess handelt, der zu einer Beruhigung des vegetativen Arousals führt. Dies ermöglicht dann eine neue, adaptive Verarbeitung des Erlebten.

INFO 7 • V

Die drei Zeitebenen der EMDR-Therapie: Standardprotokoll

In der EMDR-Therapie wird nicht nur alte Erinnerung fokussiert. Traumaerleben wirkt sich in der Gegenwart aus: Die meisten traumatischen Erinnerungen sind in der Gegenwart triggerbar und diese gegenwärtigen Trigger erzeugen Symptomatik. Daher wird in der EMDR-Therapie nicht nur auf die alte Erinnerung fokussiert, sondern anschließend auch auf die gegenwärtigen Trigger.

Manche Traumata projizieren Ängste und Beeinträchtigungen in die Zukunft. Auch diese Zukunftsängste und Zukunftsprojektionen können und werden in der EMDR-Therapie fokussiert und bearbeitet. Auf diese Weise wird dafür gesorgt, dass die Symptomatik umfassend zurückgehen kann.

Fallbeispiel

Frau G. erlebte vor einem Jahr einen Autounfall, bei dem ein Transport-Fahrzeug sie beim Abbiegen übersah und ihr Fahrzeug rammte. Die Patientin konnte in letzter Minute ausweichen, kam dabei von aber von der Straße ab. Das Auto überschlug sich mehrfach, die Patientin wurde schwer verletzt. Ein Jahr nach dem Unfall litt sie unter einer Posttraumatischen Belastungsstörung.

Die Behandlungsplanung mit dem Standardprotokoll in drei Schritten sieht für Frau G. wie folgt aus:

Schritt 1: Vergangenheit
Nach der Anamnesephase und der Vorbereitungs- und Stabilisierungsphase wird zunächst die Vergangenheit bearbeitet:
- die Erinnerung an den Autounfall vor einem Jahr
- Die Bearbeitung dieser pathogenen Erinnerung erfolgt solange mit dem Ablaufschema (Phase 3–7), bis die Erinnerung an den Unfall nicht mehr belastend ist.

Schritt 2: Gegenwart
Als nächstes werden dann die Trigger der Gegenwart bearbeitet. Auf der Liste der Trigger finden sich bei Frau G. z. B. der Anblick von Transport-Fahrzeugen oder das Passieren der Unfallstelle. Diese lösen bei ihr starke Ängste aus, Herzklopfen, Schweißausbrüche. Die Trigger werden dann, beginnend mit dem belastendsten Trigger, ebenfalls mit dem Ablaufschema (Phase 3–7) durchgearbeitet, bis sie keine Belastung mehr auslösen.

Schritt 3: Zukunft
Nun wird eine zukünftige belastende Vorstellung bearbeitet. Im Patientenbeispiel ist dies die Vorstellung davon, im Verkehr erneut in eine brenzlige Situation zu kommen und z. B. ausweichen oder scharf bremsen zu müssen. Das Katastrophenszenario ist hier, erneut die Kontrolle über das Fahrzeug zu verlieren und schwer zu verunglücken. Auch hier wird die zukünftige Vorstellung mit Phase 3 bis 7 bearbeitet (s. auch **INFO 40** »Bearbeitung von Zukunftsprojektionen«).

3 Was sind Indikationen und Kontraindikationen?

EMDR wurde zunächst für die Behandlung der PTBS entwickelt und ist hierfür in Deutschland sozialrechtlich zugelassen. In einer großen Anzahl wissenschaftlicher Studien konnte nachgewiesen werden, dass EMDR sich sehr gut für die Behandlung der PTBS eignet und mindestens so effektiv ist wie z. B. traumafokussierte Verhaltenstherapie, mit dem Unterschied, dass EMDR weniger Stunden braucht, kostengünstiger ist und einen besseren Effekt auf die Lebensqualität der Patientinnen hat (Mavranezouli et al., 2020). Daher ist EMDR seit 2015 in Deutschland für die Behandlung der PTBS im Richtlinienverfahren zugelassen. Darüber hinaus gibt es heute weitere Anwendungsgebiete für EMDR, zu denen es bereits eine gute wissenschaftliche Studienlage gibt.

Informationsmaterial dieses Kapitels

INFO 8 EMDR in der Behandlung der Komplexen Posttraumatischen Belastungsstörung
Dieses Infoblatt stellt die Behandlung der komplexen Posttraumatischen Belastungsstörung mit EMDR vor.

INFO 9 EMDR in der Behandlung von Depressionen
Dieses Infoblatt stellt die Behandlung von rezidivierenden depressiven Störungen mit EMDR vor.

INFO 10 Weitere Anwendungsgebiete von EMDR
Auf diesem Infoblatt werden weitere Anwendungsgebiete des EMDR vorgestellt.

INFO 11 Kontraindikationen
Dieses Infoblatt informiert über die Kontraindikationen für EMDR. Zusätzlich werden Faktoren, die eine EMDR-Therapie verkomplizieren können, erläutert und konkrete Handlungsstrategien zum Umgang mit diesen gegeben.

INFO 8 • Ⓥ

EMDR in der Behandlung der Komplexen Posttraumatischen Belastungsstörung

Nicht nur die einfache Posttraumatische Belastungsstörung lässt sich gut mit EMDR behandeln, sondern auch die Komplexe Posttraumatische Belastungsstörung. Bei der Behandlung der Komplexen Posttraumatischen Belastungsstörung ist zu bedenken, dass die Traumatisierung der Patienten häufig in schweren, frühen Trauma-Clustern besteht, deren Folgen das Leben bis in die Gegenwart hinein prägen. Häufig leiden diese Patienten in der Gegenwart an instabilen Beziehungen, einem schlechten Selbstwertgefühl wie auch an einer Reihe posttraumatischer Symptome wie Intrusionen, Albträumen oder Flashbacks. Die dadurch erlebte Instabilität in der Gegenwart ist oft Schwerpunkt des Leidens. In der EMDR-Therapie wird daher ein größerer Schwerpunkt auf die Stabilisierung in der Gegenwart gelegt. Dies kann mit EMDR-Techniken erfolgen, wie z. B. der Absorptionstechnik oder dem IRI (Instant Ressource Installation). Ferner wird bei diesen Patienten die therapeutische Beziehung im EMDR eine besondere Rolle spielen.

Umgedrehtes Standardprotokoll

Das Vorgehen bei diesen Patienten wird umgedrehtes Standardprotokoll genannt. Während im Standardprotokoll zunächst das Trauma in der Vergangenheit, dann gegenwärtige Trigger und schließlich noch bestehende Befürchtung für die Zukunft bearbeitet werden, gehen wir im umgedrehten Standardprotokoll so vor, das zunächst die Trauma bedingten Herausforderungen der ganz nahen Zukunft im Fokus stehen, dann die Trigger der Gegenwart und erst danach die Traumata der Vergangenheit bearbeitet werden.

Mithilfe der EMDR-Ressourcentechniken werden Ressourcen zur Bewältigung der gegenwärtigen Probleme und der nahen Zukunft aufgebaut. Erst wenn der Patient in der Gegenwart stabiler ist, wird mit der Arbeit an belastenden und traumatischen älteren Erfahrungen begonnen. Hierbei wird dann zunächst Material angeschaut, das aus den Traumata der jüngeren Vergangenheit kommt. Erst zu einem späteren Zeitpunkt, bei größerer Stabilität werden Kindheitstraumata mit EMDR bearbeitet.

Wichtig

EMDR ist gerade bei Patienten mit komplexen Traumafolgestörungen ein hochwirksames Instrument. Der Einsatz von EMDR bei dieser Patientengruppe erfordert jedoch eine gewisse Erfahrung mit EMDR und den umsichtigen Einsatz dieses Verfahrens sowie gutes therapeutisches Wissen und Erfahrung im Umgang mit Dissoziation und Komplex-Trauma.

EMDR in der Behandlung von Depressionen

Ein sehr wichtiges Anwendungsgebiet für EMDR sind depressive Störungen. Aktuell (2024) sind neun randomisierte kontrollierte Studien sowie zwei Metaanalysen erschienen, die alle die Wirksamkeit von EMDR bei Depressionen belegen. Gerne wird hier das EMDR-Behandlungsmanual DeprEnd® verwendet (Hofmann et al., 2016). Dabei werden die depressiven Episoden des Patienten in einer Symptom-Belastungs-Landkarte erfasst. Es werden auslösende Ereignisse für depressive Episoden erfasst, diese werden *Episodenauslöser* genannt. In der Arbeit mit dem Patienten wird dann zunächst der Episodenauslöser mit EMDR bearbeitet, der die jetzige depressive Episode ausgelöst hat. Ferner kann mit DeprEnd® auch an negativen Überzeugungssystemen gearbeitet werden. Anders als in anderen Verfahren wird auch hier ereignisfokussiert gearbeitet. Es wird nach solchen Lebensereignissen geschaut, die diesem Überzeugungssystem zugrunde liegen. Diese Ereignisse werden dann entsprechend bearbeitet. Bei Bedarf können auch depressive und/oder suizidale States bearbeitet werden.

In den Studien zeigte sich eine höhere Remissionsrate der depressiven Episoden, als sie mit herkömmlichen Verfahren erreicht wird (Ostacoli et al., 2018).

INFO 10 • V

Weitere Anwendungsgebiete von EMDR

Inzwischen hat sich EMDR von einer Methode zur Behandlung der PTBS zu einer Therapie entwickelt, in der transdiagnostisch erfolgreich gearbeitet wird. Immer dann, wenn ein Störungsbild im AIP-Modell verstanden werden kann, kann dieses im Rahmen einer EMDR-Therapie behandelt werden.

Neben den Kernindikationen (Traumafolgestörungen) existieren eine Reihe von Indikationen die auf klinischer Erfahrung mit der jeweiligen Patientengruppe sowie Studienergebnissen hierzu beruhen.

EMDR wird bei folgenden Diagnosen erfolgreich eingesetzt:

- Angststörungen
- Anpassungsstörungen
- Bipolaren Störungen
- Psychosen
- Essstörungen
- Zwangsstörungen
- Persönlichkeitsstörungen
- Komplizierter Trauer
- Suchterkrankungen

Wichtig

Die Therapeutin sollte im Umgang mit der entsprechenden Patientengruppe unbedingt gute therapeutische Erfahrung haben, bevor EMDR hier eingesetzt wird.

Für viele dieser Anwendungsgebiete existieren Anpassungen des hier beschriebenen Behandlungsplans, sowohl, was die Zeitebenen des EMDR, das Standardprotokoll betrifft, als auch das Ablaufschema (Phase 3–7). Beispiele hierfür sind das Behandlungsmanual DeprEnd® oder das umgekehrte Standardprotokoll. Hier empfiehlt es sich, einen Blick in die jeweilige Literatur zu werfen oder auch eine praxisorientierte Fortbildung oder einen Workshop zum entsprechenden Thema zu besuchen.

Kontraindikationen

In der über 30-jährigen klinischen Anwendung von EMDR hat sich vor allem eines gezeigt: EMDR ist nicht nur hocheffektiv, sondern auch sehr nebenwirkungsarm.

Galten vor einigen Jahren noch der Einsatz von EMDR bei einigen Erkrankungsbildern als kontraindiziert, beispielsweise bei Psychosen, so ist die Zahl der Kontraindikationen in den letzten Jahrzehnten stark gesunken. Inzwischen wird daher nicht mehr von Kontraindikationen gesprochen, sondern darauf hingewiesen, dass verschiedene medizinische und psychische Faktoren, die eine EMDR-Therapie verkomplizieren könnten, in der Anamnesephase und der Vorbereitungs- und Stabilisierungsphase (Phase 1 und 2) unbedingt mitbedacht und gegebenenfalls abgeklärt werden sollten.

Beispiele für Faktoren, die einer Erfassung und Abklärung bedürfen:

Akute Psychose
Akute Psychosen gelten derzeit noch als Kontraindikation, während bei chronischen Psychosen mit PTBS nach aktuellem Forschungsstand die Anwendung von EMDR gut funktioniert und sich positiv auf den weiteren Krankheitsverlauf auswirkt (van den Bergh & van der Gaag, 2012).

Augenerkrankungen
Augenerkrankungen, wie beispielsweise eine akute Netzhautablösung, stellen eine Kontraindikation für den Einsatz bilateraler Augenbewegungen dar. In diesem Fall sollte auf andere Stimulationsformen, z. B. taktile Stimulation durch Tapping ausgewichen werden.

Eingeschränkte körperliche Belastbarkeit
Beispiele hierfür sind eine instabile Koronarerkrankung oder eine nicht einstellbare Hypertonie. Hier sollte sichergestellt werden, dass die betreffenden Patienten internistisch versorgt und medikamentös gut eingestellt sind, dann kann auch in diesen Fällen erfolgreich mit EMDR gearbeitet werden.

Epilepsie
Hier gilt dasselbe: Wichtig ist eine medizinische Anbindung sowie eine gute medikamentöse Einstellung, dann kann auch diese Patientengruppe gefahrlos von EMDR profitieren.

4 Wie sieht ein idealtypischer bzw. beispielhafter Therapieverlauf aus?

In diesem Kapitel werden der Basis-Behandlungsplan der EMDR-Therapie, das Standardprotokoll und der Standardablauf, die acht Phasen, vorgestellt. Obwohl EMDR auf den ersten Blick ein sehr strukturiertes und manualisiertes Verfahren ist, lebt eine gute EMDR-Therapie von Flexibilität und einer individuellen Therapieplanung sowie von der Etablierung einer tragfähigen therapeutischen Beziehung (s. Kapitel 5 »Wie gestalte ich die therapeutische Beziehung im EMDR?«).

Auch die Dauer einer EMDR-Therapie ist sehr individuell und hängt in erheblichem Maße von der Schwere der Belastung einer Patientin ab, der Art der Traumatisierung (Monotrauma oder mehrfachen Traumatisierungen) und nicht zuletzt davon, über wie viele Bewältigungsressourcen eine Patientin verfügt.

Der in diesem Kapitel beschriebene idealtypische Therapieverlauf wird anhand der Behandlung einer Posttraumatischen Belastungsstörung mit Monotrauma, einer der Kernindikationen des EMDR, beschrieben, lässt sich aber ohne weiteres auf mehrfach traumatisierte Patientinnen übertragen.

Informationsmaterial dieses Kapitels

INFO 12 Therapiebeginn: Phase 1 und 2
Auf diesem Informationsblatt werden der Ablauf und die wichtigsten Inhalte der Phase 1 – Anamnesephase – und der Phase 2 – Vorbereitungs- und Stabilisierungsphase – erklärt.

INFO 13 Idealtypischer Ablauf: Phase 3 bis 7
Dieses Informationsblatt gibt einen ersten Überblick über den Ablauf einer Sitzung mit Erinnerungsbearbeitung.

INFO 14 Ablauf einer Sitzung mit Erinnerungsverarbeitung – Phase 3: Bewertungsphase
Hier wird die Bewertung einer Erinnerung im Detail erklärt und Formulierungsvorschläge gegeben.

INFO 15 Ablauf einer Sitzung mit Erinnerungsverarbeitung – Phase 4: Phase des Reprozessierens
Auf diesem Informationsblatt wird beschrieben, wie die Phase 4, in der die Erinnerung durch bilaterale Stimulation reprozessiert wird, abläuft.

INFO 16 Ablauf einer Sitzung mit Erinnerungsverarbeitung – Phase 5: Verankerungsphase
Dieses Informationsblatt erklärt, wie nach dem Reprozessieren der Erinnerung in Phase 4 die positive Kognition verankert wird.

INFO 17 Ablauf einer Sitzung mit Erinnerungsverarbeitung – Phase 6: Körpertest
Hier wird erklärt, wie nach erfolgreicher Erinnerungsbearbeitung in den vorherigen Phasen sichergestellt wird, dass die Erinnerung restlos verarbeitet ist, und wie mit eventuellen Körperresten vorgegangen wird.

INFO 18 Ablauf einer Sitzung mit Erinnerungsverarbeitung – Phase 7: Abschlussphase
Dieses Informationsblatt erklärt, wie eine EMDR-Sitzung beendet wird.

INFO 19 Ablauf einer Sitzung mit Erinnerungsverarbeitung – Phase 8: Überprüfungsphase
Dieses Informationsblatt erklärt, wie die Ergebnisse der EMDR-Sitzung in der darauffolgenden Sitzung überprüft werden.

INFO 20 Arbeit in den drei Zeitebenen des EMDR: Arbeit mit Triggern und Zukunftsprojektion
Auf diesem Informationsblatt wird erklärt wie nach erfolgreicher Bearbeitung eines Ereignisses der Vergangenheit Trigger der Gegenwart sowie Zukunftsängste bearbeitet werden können.

AB 1 Selbstreflexion: Wie affekttolerant bin ich als Therapeutin?
Mit diesem Arbeitsblatt können Therapeutinnen darüber reflektieren, wie sie selbst zu starken Affekten stehen, ob sie möglicherweise Angst haben, mit den Affekten ihrer Patientinnen nicht umgehen zu können. Es werden Tipps gegeben, wie dieser Umgang in einer EMDR-Therapie positiv gestaltet werden kann.

Therapiebeginn: Phase 1 und 2

Anamnesephase (Phase 1)

Die EMDR-Therapie beginnt mit der Anamnesephase. Hier wird neben der Erhebung der aktuellen Symptomatik, der Diagnostik und der Erfassung der persönlichen und sozialen Situation vor allem die Geschichte des Störungsbilds erhoben. Hierbei wird im Sinne des AIP-Modells immer nach traumatischen und belastenden Lebensereignissen gefragt, nach dysfunktional verarbeiteten, pathogenen Erinnerungen. Diese werden in einer Traumalandkarte erfasst.

Von Bedeutung für die Behandlungsplanung sind dabei vor allem Erinnerungen, die intrusiv sind und sich auch in der Gegenwart belastend anfühlen. In der Behandlung beginnen wir dann gerne mit der Erinnerung, die sich für die Patientin in der Gegenwart am Belastendsten anfühlt, wenn es die Stabilität der Patientin zulässt.

Der Belastungsgrad wird mit der SUD-Skala (Subjective Units of Disturbance, 0 – 10), die ursprünglich auf Joseph Wolpe zurückgeht, eingeschätzt, wobei 0 keine Belastung oder neutral, 10 die maximal vorstellbare Belastung ist, immer gemessen im Jetzt-Moment.

Aufgaben in der Anamnesephase

Erhebung:

- aktuelle Symptomatik und psychischer Befund
- Diagnostik (ICD/DSM), auch komorbide Störungen
- belastende Lebensereignissen/Traumata
- Ressourcen
- testpsychologische Erfassung der Intensität und Struktur der aktuellen Symptomatik
- aktuelle Lebenssituation
- therapierelevante körperliche Vorerkrankungen, z. B. Augenerkrankung

Vorbereitungs- und Stabilisierungsphase (Phase 2)

In dieser Phase wird der therapeutische Rahmen gesetzt, indem sehr individuell geschaut wird, was die Patientinnen brauchen, um im weiteren Verlauf belastende Erinnerungen reprozessieren zu können.

Wichtige Elemente der Phase 2 stellen zum einen das Vermitteln psychoedukativer Inhalte dar, zum anderen wird die Stabilität der Patientin ins Blickfeld gerückt und je nach individuellem Bedarf notwenige Stabilisierungsmaßnahmen getroffen.

Psychoedukation. In der Vorbereitungsphase wird der Patientin in verständlichen Worten EMDR erklärt, die bilaterale Stimulation wird ausprobiert, u. U. wird sogar eine »Probefahrt« gemacht, eine Erinnerung bearbeitet, die heute nur noch wenig Belastung hat und nicht mit dem zentralen Anliegen der Patientin zu tun hat. So kann die Patientin EMDR kennenlernen.

Ferner wird mit der Patientin ein Stopp-Signal vereinbart, das die Patientin einsetzen kann, wenn sie das Gefühl hat, es zu brauchen. Dies Stopp-Signal wird immer respektiert. Dies fördert ganz wesentlich das Kontrollerleben der Patientin während der EMDR-Sitzung.

Auch auf die Vermittlung des AIP-Modells und dem daraus abgeleiteten individuellen Behandlungsplan wird viel Wert gelegt. Entsprechend der Grundannahme der EMDR-Therapie, dass die Heilung schon in unseren Patientinnen liegt und wir sie nur anstoßen, werden die Patientinnen hier »auf Augenhöhe« gehoben und aktiv in die Behandlungsplanung miteinbezogen.

Therapiebeginn: Phase 1 und 2

Stabilisierung. Der individuelle Stabilisierungsbedarf wird mit den »4-Tests« ermittelt: Alltagstest, Sicherer-Ort-Test, Stimulationstest und Anamnesetest:

(1) Ist die Patientin alltagsstabil genug, um mit belastenden Erinnerungen zu arbeiten?
(2) Ist sie in der Lage, eine positive Körperempfindung für einen kleinen Moment zu halten?
(3) Kann sie bilaterale Stimulation ertragen?
(4) Und kann sie die Geschichte, um die es geht, im Umriss und mit etwas Distanz erzählen, ohne dabei zu dekompensieren?

Die vier Tests sind keine Paper-Pencil-Tests, sondern ergeben sich aus der klinischen Beobachtung, die auch das Setting, z. B. ambulant vs. stationär, mitberücksichtigt. So stellt z. B. das stationäre Setting eine deutlich niedrigere Anforderung an die Alltagsstabilität als das ambulante Setting, da hier viele Alltagsbelastungen entfallen.

Wenn die Stabilitätsprüfung ergibt, dass die Patientin ausreichend stabil ist, kann zügig mit der Behandlung der traumatischen oder belastenden Lebensereignisse begonnen werden. Wenn dies nicht der Fall ist, wird dieser Arbeit eine Stabilisierungsphase vorangestellt. Hierbei liegt der Schwerpunkt auf der Aktivierung von Ressourcen (Korn & Leeds, 2002; Leeds, 2009). Für die von den Patientinnen geschilderten Realprobleme und Alltagsbelastungen werden mit Techniken wie beispielsweise der Absorptionstechnik oder der Instant-Ressource-Installation komplementäre Ressourcen und Bewältigungsstrategien zu den vorliegenden Belastungen erarbeitet und mit bilateraler Stimulation installiert. Dies fördert Affekttoleranz, Selbstwertgefühl und das Selbstwirksamkeitserleben der Patientinnen und liefert so eine wichtige Voraussetzung für das adaptive Verarbeiten belastender Lebensereignisse.

Aufgaben der Vorbereitungs- und Stabilisierungsphase

- Psychoedukation und Erklärung von EMDR
- Ermittlung der Stabilität mit den vier Tests: Alltagstest, Sicherer-Ort-Test, Stimulationstest, Anamnesetest
- Vereinbarung des Stopp-Signals
- Einüben der Ressourcenübung »Sicherer Ort« und Verankern mit bilateraler Stimulation
- Demonstrieren der bilateralen Stimulation: Einführung der Sitzposition, des Stopp-Signals, der Stimulationsform, Einstellen von Abstand und Geschwindigkeit als »Trockenübung«

INFO 13 • V

Idealtypischer Ablauf: Phase 3 bis 7

Die Phasen 3 bis 7 sind das »Herzstück« jeder EMDR-Therapie: Phase 3, die Bewertungsphase, Phase 4, die Phase des Reprozessierens, Phase 5, die Phase der Verankerung, Phase 6, der Körpertest, Phase 7 der Abschluss. Die Phasen 3 bis 7 erfolgen normalerweise alle in einer Sitzung.

3

BEWERTUNG

Bewertung und Aktivierung der Erinnerung:

Bild, Negative und positive Kognition & VoC, Emotion, SUD, Körperempfindung

4

REPROZESSIEREN

Durchführung von BLS: Durch die bilaterale Stimulation des Knotens öffnen sich Kanäle, in denen zu verarbeitendes Material transportiert wird. Ein Kanal kann Bilder, Emotionen, Kognitionen und Köperempfindungen enthalten.

Stimulation des Materials so lange, bis am Knoten keine Belastung mehr vorhanden ist (SUD 0=)

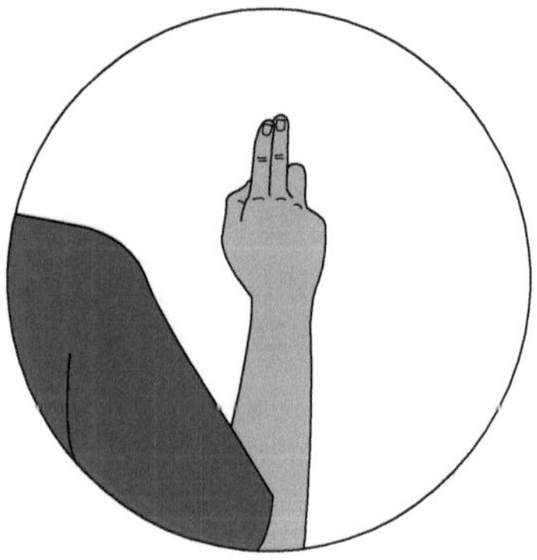

5

VERANKERUNG

Die positive Kognition, die der Patient mit dem Ereignis in Verbindung bringen möchte, wird so lange mit BLS stimuliert, bis sie sich wahr anfühlt.

6

KÖRPERTEST

Der Patient wird gebeten, sich sowohl das Ereignis als auch die positive Kognition zu vergegenwärtigen, während er den Körper von Kopf bis Fuß scannt. Verbleibende Missempfindungen im Körper werden so lange mit BLS stimuliert, bis sie sich auflösen.

7

ABSCHLUSS

Ein Ereignis ist vollständig bearbeitet, wenn der SUD = 0, die positive Kognition sich wahr anfühlt (VOC = 6–7) und der Körper frei von Störungen ist.

Kurze Nachbesprechung und bei Bedarf Distanzierungsübungen anbieten.

Abbildung Die Phasen 3 bis 7 im Überblick

Ablauf einer Sitzung mit Erinnerungsverarbeitung – Phase 3: Bewertungsphase

In der Phase 3 wird nun auf die ausgewählte belastende, dysfunktional verarbeitete Erinnerung fokussiert. Dabei werden die belastendsten Fragmente, in denen diese Erinnerung gespeichert ist, aktiviert. Anders als verarbeitete Erinnerungen sind unverarbeitete Erinnerungen in Fragmenten gespeichert. Wichtig ist hierbei, nicht nur ein Erinnerungsfragment, sondern möglichst viele Erinnerungsfragmente zu aktivieren, damit die Erinnerung vollständig und nachhaltig verarbeitet werden kann. LeDoux schreibt dazu in seinem Buch *The emotional brain*: »Damit eine Erinnerung im Bewusstsein erscheint, muss das assoziative Netzwerk ein bestimmtes Aktivierungsniveau erreichen, das von der Anzahl der Komponenten, die aktiviert werden, abhängt.« (LeDoux, 1996, S. 85).

Die sensorische Repräsentation

Zunächst wird nach der sensorischen Repräsentation der Erinnerung gefragt. In 80% der Fälle handelt es sich um eine visuelle Repräsentation, ein **Bild**. Wir fragen also, welches Bild den schlimmsten Teil dieser Erinnerung darstellt. Dabei möchten wir gerne ein Standbild haben, den Screenshot vom schlimmsten Moment. In seltenen Fällen gibt es kein Bild und das sensorische Fragment des schlimmsten Moments ist ein Geräusch oder ein Geruch. In diesen Fällen fragen wir entsprechend.

»Welches Bild stellt den schlimmsten Teil des Vorfalls dar?«

Die Negative Kognition (NK)

In einem zweiten Schritt fragen wir nach der subjektiven Bewertung dieses Bildes, der negativen Kognition. Welche Worte gehen mit diesem Bild einher? Was ist das Schlimmste, was ich über mich sage, wenn ich mit diesem Bild jetzt in Kontakt bin? Diese Bewertung enthält immer, solange die Erinnerung dysfunktional verarbeitet ist, ein irrationales Element, das generalisiert wird und affektgeladen ist. Diesen Affekt zu triggern ist die eigentliche Intention der Erhebung der negativen Kognitionen.

»Was ist das Schlimmste, was Sie heute über sich sagen können? Am besten ist eine Einstellung, die Sie jetzt spüren können und ein Satz in ›Ich-Form‹«.

Die Positive Kognition (PK) und der VoC

Haben wir die negative Kognition erhoben, schauen wir kurz danach, was die Patientin anstelle dieses negativen Satzes heute gerne über sich sagen würde: die positive Kognition, einen ichbezogenen, positiven Satz, ausreichend rational, der auch heute schon etwas Gültigkeit besitzt. Im Anschluss prüfen wir, wie wahr sich dieser Satz jetzt schon anfühlt auf einer Skala, die wir *Validity of Cognition* (VoC) nennen. Diese Skala ist eine generische EMDR-Skala. Sie bedeutet: Wie zutreffend fühlt sich der positive Satz an, wenn die Patientin mit der alten Erinnerung in Kontakt ist und gleichzeitig die Gegenwart dazu nimmt, auf einer Skala von 1 bis 7, wenn 1 völlig falsch und 7 völlig richtig und stimmig ist?

»Wenn Sie sich das Bild vorstellen, wie würden Sie jetzt gerne über sich denken anstelle von … *(NK wiederholen)*?«

»Wenn Sie an das Bild denken, wie zutreffend fühlt sich dieser positive Satz *(wiederholen Sie die PK)* jetzt auf einer Skala von 1 bis 7 an, wenn 1 ›völlig falsch‹ und 7 ›völlig richtig und stimmig‹ ist?«

Ablauf einer Sitzung mit Erinnerungsverarbeitung – Phase 3: Bewertungsphase

Mit diesem kleinen Ausflug zur positiven Kognition setzen wir einen Keimling für die weitere Arbeit, der sich im Verlauf der Arbeit entwickelt und entfaltet. Es ist ein Keimling für posttraumatisches Wachstum. Wir werden in der Phase 5 nochmal darauf eingehen.

Das Gefühl und der SUD

Als nächstes fragen wir danach, welches Gefühl mit dem Bild vom schlimmsten Moment und der dazugehörigen negativen Kognition einhergeht. Werden mehrere Gefühle genannt, fragen wir, welches im Vordergrund steht.

»Wenn Sie sich das Bild zusammen mit dem negativen Satz *(NK wiederholen)* vorstellen, welche Gefühle kommen jetzt in Ihnen auf?« *(Wenn mehrere genannt werden, nach dem Leitaffekt fragen.)*

Anschließend fragen wir danach, wie belastend sich dies jetzt gerade anfühlt. Wir lassen dies wieder mit der SUD-Skala, von 0 bis 10, einschätzen, wobei 0 keine gefühlte Belastung oder neutral und 10 die maximal vorstellbare Belastung bedeutet. Der SUD, an dieser Stelle gefragt, kann sich wesentlich von dem SUD unterscheiden, den wir in der Phase 1, der Anamnesephase, zu dem Ereignis erfragt haben, denn ein Ereignis fühlt sich natürlich deutlich belastender an, wenn die einzelnen Erinnerungsfragmente aktiviert wurden.

»Auf einer Skala von 0 – 10, wo 0 ›keine Belastung oder neutral‹ und 10 die für Sie maximal vorstellbare Belastung darstellt, wie belastend fühlt es sich jetzt an?«

Die Körperempfindung

In einem letzten Schritt in der Phase 3 Fragen wir danach, wo diese Belastung jetzt im Körper gefühlt wird. Damit beziehen wir den Körper aktiv in die Verarbeitungsarbeit mit ein, ein wesentliches Merkmal der EMDR-Therapie.

»Wo spüren Sie das jetzt in Ihrem Körper?«

Ablauf einer Sitzung mit Erinnerungsverarbeitung – Phase 4: Phase des Reprozessierens

Phase 4 ist die Phase des Reprozessierens, die direkt im Anschluss an die Phase 3 folgt. Hierbei wird schnelle bilaterale Stimulation eingesetzt.

Zunächst wird dabei noch einmal auf die Kernelemente fokussiert, die in der Phase 3 aktiviert wurden: das schlimmste Bild des Ereignisses, die negative Kognition und das Gefühl im Körper. Dann erfolgt ein Set bilateraler Stimulation, bevorzugt Augenbewegungen, etwa 25–30 Bewegungen zu beiden Seiten mit einer Geschwindigkeit von zirka 1 Herz. Die Patientin soll dann nur der Bewegung mit den Augen folgen. Sie braucht nichts festzuhalten, es darf auftauchen, was auftauchen möchte. Danach, zu Ende des Sets, wird der Patientin die Anweisung gegeben: »Blenden Sie aus, atmen Sie durch, was ist da jetzt?« Die Patientin berichtet ganz kurz, was jetzt im Vordergrund des Erlebens steht: ein Bild, ein Gedanke, ein Gefühl, eine Körperempfindung. Dies wird von der Therapeutin nicht kommentiert, nicht gespiegelt und auch sonst nicht für eine Intervention genutzt. Es erfolgt direkt ein weiteres Set Augenbewegungen, und so setzt sich die Behandlung in der Phase 4 fort.

»Bitte stellen Sie sich das Bild zusammen mit dem negativen Satz … *(NK wiederholen)* vor und achten Sie darauf, wo Sie das in Ihrem Körper spüren. Sind Sie damit in Kontakt? Dann nicken Sie bitte.«

(Bei Nicken:) »Bleiben Sie dran und folgen Sie meinen Fingern.«

(Nach 25–30 ABW:) »Blenden Sie aus«, *(still zählen 1, 2, 3, dann fragen:)* »Was ist jetzt da?«

Dann: »Bleiben Sie dran und folgen Sie den Fingern!«

Der Kanal im EMDR

Die Struktur der Assoziativen Verarbeitung nennen wir in EMDR-Sprache »Kanal«. Ein Kanal ist damit operational definiert. Taucht zweimal nach einem Set positives oder neutrales Material auf, so geht die Therapeutin mit der Patientin zurück zum Ausgangsereignis und fragt so unspezifisch wie möglich, was jetzt da ist, wenn die Patientin an das Ereignis denkt. Egal was dann auftaucht, erfolgt ein neues Set bilateraler Stimulation. So öffnet sich ein neuer Kanal. In dieser Weise wird so lange fortgefahren, bis beim Ausgangsereignis kein belastendes Material mehr auftaucht. Erst dann erfragen wir nochmals den SUD: Wie belastend fühlt das Ereignis sich jetzt an, wenn die Patientin daran denkt? Ziel ist, dass der SUD auf 0 geht, die Belastung im Hier und Jetzt also ganz verschwindet. Das ist das Ende der Phase 4.

Ablauf einer Sitzung mit Erinnerungsverarbeitung – Phase 5: Verankerungsphase

In dieser Phase wird eine positive Kognition verankert. Ist der SUD beim Ausgangsereignis auf 0, fragen wir nach der positiven Kognition, die wir am Ende der Phase 3 erhoben und als Keimling gesetzt haben. Stimmt der positive Satz immer noch oder gibt es einen besseren? In manchen Fällen hat sich durch die Verarbeitung, das Reprozessieren, ein besserer Satz entwickelt, sodass die Patientin sich nun vielleicht für diesen entscheidet. Auf der VoC-Skala lassen wir nun einschätzen, wie stimmig sich dieser Satz jetzt in Verbindung mit den Resten der Erinnerung anfühlt. Gerne fragen wir auch, wo diese Stimmigkeit im Körper gefühlt wird. Dann lassen wir auf die Reste des Ausgangsereignisses, den positiven Satz und die Körperempfindungen fokussieren und stimulieren mit einem etwas kürzeren Set bilateraler Stimulation. Nach dem Set fragen wir, wie es jetzt ist, und lassen nochmals den VoC einschätzen. Dies wird so lange fortgeführt, bis der VoC eine 6 oder 7 erreicht hat.

Überprüfen der PK: »Stimmt der positive Satz noch … *(wiederholen Sie die PK)* oder gibt es einen besseren?«

Verknüpfen von PK mit Erinnerung: »Blenden Sie die Reste der Erinnerung und den positiven Satz übereinander … *(nun gewählte PK wiederholen).* Wie stimmig fühlt er sich jetzt – auf einer Skala von 1 ›ganz falsch‹ bis 7 ›ganz richtig und stimmig‹ an? Wo spüren Sie das im Körper?«

»Legen Sie die Reste der Erinnerung mit dem positiven Satz *(PK wiederholen)* übereinander – sind Sie damit in Kontakt?«

Zur Verankerung der PK werden wie zuvor schnelle Sets bilateraler Stimulation durchgeführt, das Set darf etwas kürzer sein. Ein VoC von 6 bis 7 sollte angestrebt werden, daher werden in der Praxis oft mehrere Sets BLS durchgeführt, solange es noch eine positive Weiterentwicklung gibt.

Ablauf einer Sitzung mit Erinnerungsverarbeitung – Phase 6: Körpertest

In der Phase 6 lassen wir noch einmal auf die Reste des Ausgangsereignisses fokussieren, zusammen mit dem positiven Satz, den wir verankert haben, und bitten dann die Patientin, durch den ganzen Körper zu gehen und zu schauen, was sie im Körper spürt. Sollte noch eine negative Körperempfindung berichtet werden, so wird diese nochmal fokussiert und mit bilateraler Stimulation stimuliert. Nach ein oder zwei Sets erfolgt dann ja ein weiterer Körpertest, bis der Körper sich frei anfühlt.

»Schließen Sie die Augen und konzentrieren Sie sich auf die Reste des Ausgangsereignisses und den Satz … *(gewählte PK)* und gehen Sie dabei innerlich durch Ihren ganzen Körper. Sagen Sie mir, wo Sie etwas spüren.«

Bei Missempfindungen setzen Sie die ABW bis zum Verschwinden der Missempfindungen fort.

Bei positiven, angenehmen Empfindungen: weiter zu Phase 7.

INFO 18 • V

Ablauf einer Sitzung mit Erinnerungsverarbeitung – Phase 7: Abschlussphase

Zum Abschluss der Sitzung wird die Patientin darauf hingewiesen, dass das Material nachprozessieren kann, z. B. in Gedanken oder im Traum. Ein möglicher Umgang mit solchen Phänomenen wird besprochen. Ist die Sitzung gelaufen wie oben beschrieben, sind weitere Maßnahmen am Ende der Sitzung nicht erforderlich.

Es gibt zwei Möglichkeiten, einen EMDR-Prozess abzuschließen: Wenn die Erinnerung erfolgreich bearbeitet wurde, der SUD bei 0 und der VoC bei 6–7 ist, sprechen wir von einem vollständigen Abschluss. Konnte eine Erinnerung nicht vollständig bearbeitet werden, z. B. aufgrund von Zeitmangel, sprechen wir von einem unvollständigen Abschluss. Wie ein EMDR-Prozess vorläufig beendet werden kann, wird auf **INFO 37** »Abschluss einer Sitzung mit Erinnerungsverarbeitung« erklärt.

Übung

Nach einem EMDR-Prozess kommt es manchmal zu einem sogenannten »Nachprozessieren«. Dieses äußert sich sehr individuell, manchmal wird es kaum bemerkt, manchmal kommt es zu neuen Einsichten, Gedanken, Erinnerungen oder Träumen, die durchaus auch als belastend erlebt werden können. Es ist daher sehr wichtig, die Möglichkeit des Nachprozessierens mit der Patientin zu besprechen und zu normalisieren. Detaillierte Strategien hierzu finden sich auf **INFO 37** »Abschluss einer Sitzung mit Erinnerungsverarbeitung«.

Ablauf einer Sitzung mit Erinnerungsverarbeitung – Phase 8: Überprüfungsphase

Die Überprüfung erfolgt in einer laufenden EMDR-Therapie in der Regel zu Beginn der folgenden Sitzung. Zunächst einmal wird nach dem Nachprozessieren gefragt. Wie hat die Patientin die Zeit zwischen den Sitzungen erlebt? Ist neues Material aufgetaucht?

Anschließend wird der SUD-Level des bearbeiteten Ereignisses noch einmal erhoben. Wir fragen auch nach der positiven Kognition und wie stimmig diese sich heute in Bezug auf das Ausgangsereignis anfühlt.

Sollte eine Restbelastung beim Ereignis spürbar sein, so bieten wir der Patientin an, erneut an dem Ereignis zu arbeiten. In diesem Fall gehen wir exakt so vor wie bei der ersten Bearbeitung: Wir machen eine neue Phase 3, im Anschluss die Phasen 4 und 7.

In vielen Fällen ist die Belastung beim bearbeiteten Ausgangsereignis bei 0 geblieben und die positive Kognition fühlt sich immer noch gut und stimmig an. In diesen Fällen können wir mit der Patientin besprechen, in unserem Behandlungsplan weiterzugehen.

Arbeit in den drei Zeitebenen des EMDR: Arbeit mit Triggern und Zukunftsprojektion

Das Standardprotokoll stellt den Basis-Behandlungsplan in der EMDR-Therapie dar.

Schritt 1: Vergangenheit
Arbeit mit dem Ereignis der Vergangenheit, z. B. dem Unfall vor einem Jahr mit dem auf **INFO 13** »Idealtypischer Ablauf: Phase 3 bis 7« beschriebenen Standardablauf (Phase 3–7) bis die Erinnerung sich nicht mehr belastend anfühlt (SUD = 0).

Schritt 2: Gegenwart-Arbeit mit Triggern
Die Arbeit mit den Triggern der Gegenwart stellt den zweiten Schritt im EMDR-Behandlungsplan dar. Auch wenn nicht bei jeder Patientin nach erfolgreicher Erinnerungsbearbeitung noch Trigger bestehen, so ist dies doch häufig der Fall. Die Bearbeitung der Trigger stellt einen wichtigen Schritt dar, da diese in der Gegenwart häufig als sehr belastend erlebt werden.

Zur Bearbeitung der gegenwärtigen Trigger werden diese in einer Liste erfasst und nach ihrem Schweregrad (höchster SUD) geordnet. Dann wird jeweils eine EMDR-Sitzung (Phase 3–7) durchgeführt. Hierbei entsteht nicht selten ein Generalisierungseffekt, sodass nicht alle Trigger der Liste bearbeitet werden müssen.

Der Ablauf der Triggerarbeit erfolgt mit dem Ablaufschema, Phase 3 bis 7 (**INFO 13** »Idealtypischer Ablauf: Phase 3 bis 7«).

Ausgangspunkt der EMDR-Arbeit ist hier der Trigger in der gegenwärtigen Alltagssituation, der durch die Verknüpfung mit dem belastenden Lebensereignis Restsymptome der Symptomatik auslöst, beispielsweise die Kreuzung, auf der der Unfall geschah.

Das zu fokussierende schlimmste Bild ist somit schon vorgegeben: Die Patientin wird gebeten, dies (z. B. die Kreuzung) vor das innere Auge zu nehmen.

Gleiches gilt für Trigger, die andere Sinnesempfindungen betreffen, beispielsweise das Geräusch des Aufpralls, der Geruch von Verbrennung.

Auch hier wird die Patientin gebeten, den Trigger vor ihr inneres Sinnesorgan zu nehmen. Anschließend wird mit dieser sensorischen Repräsentanz, z. B. dem Bild von der Kreuzung, Phase 3 vollständig durchgeführt. Es folgt dann die Phase 4, in der bilateral stimuliert wird, bis der SUD am Knoten Null ist, und dann die Phasen 5 bis 7.

Fallbeispiel • Triggerarbeit

Das traumatische Ereignis, das Frau W. erlebt hat, ist folgendes: Während der Besichtigung einer Grotte mit einem Boot kenterte dieses. Frau W. kam unter das Boot. Sie wäre fast ertrunken, konnte sich nur mit großer Mühe dadurch retten, dass sie unter dem Boot hindurch tauchte. Frau W. wird heute unter anderem durch gluckernde Wassergeräusche, z. B. das Abpumpen der Spülmaschine, getriggert und gerät dann in Todesangst. Dies erlebt sie als sehr belastend.

Bei der Bearbeitung des Triggers fokussieren wir auf das gluckernde Wassergeräusch, das durch die abpumpende Spülmaschine verursacht wird. Die negative Kognition, die damit einhergeht, ist: »Ich sterbe jetzt.« Mit diesen Elementen sowie dem dazugehörigen Körpergefühl bearbeiten wir den Trigger mit dem EMDR-Standardablauf. Nach dieser Arbeit wird die positive Kognition »Ich bin sicher« wahr und fühlbar.

Arbeit in den drei Zeitebenen des EMDR: Arbeit mit Triggern und Zukunftsprojektion

Schritt 3: Zukunft: Arbeit mit zukünftigen Belastungen
Der dritte Teil des EMDR-Behandlungsplans befasst sich mit den Befürchtungen der Zukunft. Die pathogene Erinnerung beeinflusst nicht nur die Gegenwart, sondern sie führt auch oft zu kognitiven Verzerrungen in Bezug auf die Zukunft. Sie projiziert Ängste und Befürchtungen in die Zukunft, daher nennen wir diesen dritten Schritt auch »Zukunftsprojektion«.

Die durch das belastende Lebensereignis entstandenen Katastrophenfantasien gehen oft mit Vermeidungsverhalten einher und können den Alltag der Patientinnen stark einschränken und die Lebensqualität somit erheblich mindern.

In der Zeitebene der Zukunft wird ebenfalls mit dem Ablaufschema (Phase 3 bis 7) gearbeitet, allerdings wird hier zu Beginn der Phase 3 das Katastrophenbild der Zukunft fokussiert. Ein detaillierter Ablauf der Zukunftsprojektion findet sich auf **INFO 40** »Bearbeitung von Zukunftsprojektionen«.

Fallbeispiel • Zukunftsprojektion

Auch bezüglich der Zukunft hat Frau W. beeinträchtigende Ängste. Eine konkrete Angst ist folgende: Ihr Schützenverein, der ihr sehr viel bedeutet, macht in diesem Jahr wie in jedem anderen Jahr auch einen Ausflug. Dieses Jahr soll es zur Bootsfahrt auf den Rhein gehen. Sie möchte einerseits unbedingt mitfahren, hat aber andererseits große Angst.

In der Arbeit mit der Zukunftsprojektion fragen wir Frau W. zunächst, welches denn ihre schlimmste Fantasie ist, wenn sie an diese Rheinfahrt denkt. Frau W. sagt, es sei die Fantasie, dass das Schiff kentern und sie ertrinken würde. Wir lassen Frau W. dann auf das schlimmste Bild aus dieser Fantasie fokussieren, zusammen mit der damit einhergehenden negativen Kognition »Ich sterbe jetzt« und dem dazugehörigen Körpergefühl. Durch die bilaterale Stimulation entwickelt sich ein Verarbeitungsprozess. Am Ende jedes Kanals gehen wir jeweils zurück zu dem Gedanken an die zukünftige Rheinfahrt. Schließlich empfindet Frau W. bei diesem Gedanken keine Angst mehr, sondern Freude auf das Zusammensein mit ihren Vereinskameradinnen. Die positive Kognition ist: »Heute lebe ich.«

AB 1 • Ⓡ

Selbstreflexion: Wie affekttolerant bin ich als Therapeutin?

In der Therapie, auch in der EMDR-Therapie, geht es oft um die Frage, wie affekttolerant die Patientin ist. Kann sie starke Affekte ertragen, wenn sie auftauchen, ohne zu dekompensieren?

Eine selten gestellte Frage ist, wie affekttolerant ich als Therapeutin bin. Unserer Erfahrung nach haben viele Therapeutinnen Angst vor zu starken Affekten ihrer Klientinnen. Sie trauen ihnen nicht zu, mit diesen umgehen zu können. Aber möglicherweise ist es die Angst der Therapeutin, die nicht weiß, wie sie mit diesen Affekten der Patientin umgehen kann, besonders im EMDR-Prozess, wo die Therapeutin ja nicht eingreift, sondern im Idealfall den Affekt einfach prozessieren lässt.

Patientinnen haben oft ein gutes Gespür dafür, wie affekttolerant ihre Therapeutin ist, wieviel Affekt sie ihr zumuten können. Haben sie den Eindruck, dass ihre Therapeutin an dieser Stelle ängstlich ist, so halten sie möglicherweise Affekt zurück, ob bewusst oder unbewusst. Nehmen sie aber wahr, dass die Therapeutin keine Angst auch vor starken Affekten hat, ihrer Patientin zutraut, diese zu reprozessieren und damit zu verarbeiten, so wird es der Patientin möglich, auch starke Affekte zu reprozessieren. Es ist wie beim Bergsteigen: Wenn die Bergführerin Angst bekommt, bekommen auch die, die sie führt, Angst. Nur die Bergführerin, die keine Angst hat, kann ihre Leute bei aller gebotenen Vorsicht gut über den Berg führen.

Man mag entgegnen, dass starke Affekte ja im schlimmsten Falle zur Überflutung oder einer Retraumatisierung führen könnten. Zwei Faktoren spielen eine wichtige Rolle in der EMDR-Therapie, damit es nicht hierzu kommt: Zum einen vereinbaren wir vor jeder EMDR-Sitzung ein Stopp-Signal, das die Patientin einsetzen kann, wenn sie das Gefühl hat, es zu brauchen. Dies Stopp-Signal wird immer respektiert. Mindestens so wichtig wie das Stopp-Signal ist aber die sichere, angstfreie Anwesenheit der Therapeutin. Diese reguliert die Affekte und hilft damit der Verarbeitung. Sie verhindert eine Retraumatisierung dadurch, dass das zentrale Erleben von Trauma, Hilflosigkeit und Alleingelassen-Sein nicht das einzige anwesende Gefühl ist. Die Therapeutin ist immer auch ein Anker in der Gegenwart, in der das Trauma aus der Vergangenheit verarbeitet werden kann.

5 Wie gestalte ich die therapeutische Beziehung im EMDR?

Die therapeutische Beziehung ist ein integraler Bestandteil jeder Psychotherapie, auch in der EMDR-Therapie. Die therapeutische Beziehung in der EMDR-Therapie ist jedoch in mancher Weise anders als in anderen Therapien. Dies war lange Zeit implizites Wissen der erfahrenen EMDR-Therapeuten. Die Besonderheiten zu beschreiben und im Einzelnen zu definieren wurde erst 2022 von Hase und Brisch (2022) unternommen und zur Diskussion gestellt.

EMDR wird als »einfühlsamer Psychotherapieansatz« beschrieben in Anlehnung an Bowlbys Bindungstheorie. Dies könnte die Besonderheiten der therapeutischen Beziehung im EMDR erklären, die oft von Therapeuten beschrieben werden: Die therapeutische Beziehung im EMDR entwickelt sich sehr schnell, sie bietet ein sicheres Umfeld und ermöglicht es den Klienten zu verarbeiten, zu wachsen und sich weiterzuentwickeln (Hase & Brisch, 2022).

Informationsmaterial dieses Kapitels

INFO 21 Die therapeutische Beziehung in der EMDR-Therapie
Dieses Infoblatt beschreibt die Besonderheiten der therapeutischen Beziehung in der EMDR-Therapie, wie sie heute diskutiert wird.

INFO 22 Förderung der therapeutischen Beziehung in der EMDR-Therapie
Auf diesem Infoblatt findet sich praktisches Werkzeug zur Förderung der therapeutischen Beziehung in der EMDR-Therapie.

AB 2 Selbstreflexion: Trust the process
Dieses Informationsblatt fasst die fachlichen und persönlichen Kompetenzen zusammen, die für die Anwendung von EMDR nötig sind und mit denen sich angehende EMDR-Therapeuten auseinandersetzen sollten.

Die therapeutische Beziehung in der EMDR-Therapie

Basierend auf dem Menschenbild im EMDR, das den Klienten im Besitz eines Informationsverarbeitungssystems sieht, fähig, pathogene Erinnerungen zu verarbeiten, wird die Rolle des Therapeuten zu der eines Experten für die Struktur der Therapie, nicht aber des Inhalts. Struktur trägt zur Sicherheit bei, für beide, Therapeut und Klient, sodass die therapeutische Arbeit in einem sicheren Setting erfolgen kann. Den Inhalt des Verarbeitungsprozesses bestimmt allein das Verarbeitungssystem des Klienten, der Therapeut soll diesen Prozess nicht durch Hereingeben von Inhalten stören.

Allerdings wird sich der Therapeut während des Verarbeitungsprozesses stimmlich bemerkbar machen, etwa mit »Gut so«, »Achten Sie darauf«, vielleicht auch mal »Der Schmerz darf sein«. Hase und Brisch (2022) vergleichen dies mit einer Mutter, die den Affekt ihres Kindes ko-reguliert. Und so beobachten wir in der EMDR-Therapie, dass während eines Prozesses gerade diese unspezifischen kleinen verbalen Interventionen förderlich für den Prozess und die therapeutische Beziehung sind und Bindung herstellen.

Phase 1. Auch in anderen Phasen der EMDR-Therapie, wo der Therapeut deutlich aktiver ist, spielt möglicherweise die Entwicklung von Bindung eine entscheidende Rolle. Bereits in der Phase 1, der Anamnesephase, achtet der Therapeut darauf, die ganz individuelle Geschichte, die den Problemen des Patienten zugrunde liegt, zu erfassen. Er achtet darauf, dies so zu tun, dass der Patient nicht überfordert wird, immer im Toleranzfenster bleibt. Auch hierbei geht es, wie in Bowlbys Bindungstheorie beschrieben (Bowlby, 1960), um ein Sich-Einstimmen auf den Patienten, ein gemeinsames Schwingen, das Bindung erzeugt.

Phase 2. In der Phase 2, der Vorbereitungsphase, findet ein weiterer wichtiger Meilenstein für die Entwicklung der therapeutischen Beziehung statt, die gemeinsame und geteilte Konzeptualisierung des Verständnisses der Beschwerden des Patienten und des Therapieweges. Dies wird als integraler Bestandteil einer therapeutischen Beziehung angesehen (Bordin, 1979).

Phase 3. In der Phase 3 findet insbesondere durch das einfühlsame Aufsuchen der negativen und positiven Kognition ein sprachliches sich Einschwingen auf den Patienten statt.

Phase 4. Die Phase 4 ist auf Therapeutenseite geprägt durch den Rhythmus, in dem die Augenbewegungen des Patienten angeleitet werden. Auch hier ist der Therapeut gefordert, einfühlsam auf den Patienten einzugehen, und kann so Bindung und Beziehung gestalten durch Tempo, Länge, Pausen zwischen den Sets. Er nimmt den Klienten beständig wahr. Dabei lässt er ihn seinen eigenen Prozess machen, indem er keinen Inhalt in den Prozess gibt, den Prozess nicht stört, dennoch aber z. B. affektiven Stress wahrnimmt und diesem einfühlsam begegnet, z. B. durch kurze verbale Unterstützung.

Die therapeutische Beziehung in der EMDR-Therapie

So zeigt sich in allen entscheidenden Phasen der EMDR-Therapie, dass sie auf der Ebene der therapeutischen Beziehung eine einfühlsame Therapie ist, die Bindung herstellt. Diese Bindung könnte ein wichtiges Element sein, das den Verarbeitungsprozess, das Wachstum und die Entwicklung fördert.

Einen weiteren wichtigen Aspekt in der therapeutischen Beziehung im EMDR stellt die Grundannahme im AIP-Modell dar, dass der Mensch grundsätzlich in der Lage ist zu verarbeiten, auch schwere Ereignisse. Diese Kompetenz ist nach Francine Shapiro gegeben, wohnt dem Menschen inne. Dies vermitteln wir im EMDR – verbal und nonverbal. Damit ist die EMDR-Therapie wie wenige andere Therapieformen klientenzentriert. Der Patient ist auf Augenhöhe mit dem Therapeuten. Dieser Respekt vor der Kompetenz des Patienten, der vom Therapeuten vermittelt wird, implizit und explizit, gestaltet eine besondere Atmosphäre und damit auch eine besondere Beziehung. Beide, Klient und Therapeut, sind z. B. gespannt auf den Verarbeitungsprozess, können ihn nicht vorhersagen. Anders als in anderen Therapieformen bleiben beim Therapeuten auch nach Jahren noch eine Neugier und Überraschung, die er mit dem Patienten teilt. Dies gemeinsame Überraschungserleben schafft ebenfalls eine starke Bindung.

Führt diese starke Bindung dazu, dass Patienten sich in der EMDR-Therapie schließlich nicht lösen können?

Ainsworth et al. (1978) beschrieben, dass gut gebundene Kinder sich gut lösen können. Und so beobachten wir es in der EMDR-Therapie: Haben die Patienten das pathogene Material verarbeitet und begonnen, sich weiterzuentwickeln, so ist es ihnen gut möglich, die Therapie zu verlassen und ihren eigenen Weg – oft sehr erfolgreich – zu gehen.

INFO 22 • V

Förderung der therapeutischen Beziehung in der EMDR-Therapie

Die Augenbewegungen sind ein zentraler Bestandteil der EMDR-Therapie, die nicht nur den Verarbeitungsprozess ermöglichen und beschleunigen, sondern auch die therapeutische Beziehung formen. Die Art und Weise, wie wir als Therapeuten Augenbewegungen anleiten, kann damit auch die therapeutische Beziehung fördern, insbesondere durch die folgenden Elemente.

Abstand zum Patienten
Wir prüfen, welcher Abstand gut und angenehm für den Patienten ist. Zwar gilt, dass wir als Therapeuten während der Augenbewegungen nicht ins Blickfeld der Klienten kommen sollen, dennoch gibt es bezüglich des Abstands eine individuelle Variation, auf die einfühlsam eingegangen werden sollte.

Geschwindigkeit
Die Geschwindigkeit sollte ebenfalls individuell angepasst werden. Die Grundregel ist: So schnell der Patient folgen kann. Dies ist individuell unterschiedlich und das einfühlsame Eingehen darauf fördert die therapeutische Beziehung. Auch während des Prozesses kann es erforderlich sein, die Geschwindigkeit nochmal zu variieren, angepasst an die Verarbeitungskapazität des Patienten.

Länge des Sets
Dies betrifft ganz besonders auch die Länge des Sets. 25 bis 30 Augenbewegungen sind nur eine Richtschnur, die einfühlsame Beobachtung des Prozesses des Klienten zeigt, wie lang das Set wirklich sein muss. Es gibt Patienten, die deutlich längere Sets brauchen, um verarbeiten zu können. Und auch hier gilt, dass das implizite Eingehen auf diese Bedürfnisse die therapeutische Beziehung positiv beeinflusst. Gerade bei sehr emotionalen Prozessen oder starken affektiven Reaktionen innerhalb eines Prozesses kann es angemessen sein, das Set zu verlängern, um so das Reprozessieren des Affektes zu fördern. Ein verlängertes Set in dieser Situation signalisiert dem Klienten, dass wir die affektive Reaktion wahrnehmen, positiv akzeptieren und ihm zutrauen, diesen Affekt zu verarbeiten.

Gerade während eines langen Sets machen wir uns gerne stimmlich oder auch verbal bemerkbar, ohne allerdings Inhalt in den Prozess hineinzugeben. Das kann so etwas sein wie »Gut so«, »Das ist okay«, oder auch »Der Schmerz darf sein« oder »Das ist Vergangenheit«. Oft reicht aber auch ein einfaches »Mhm Mhm«. Wir signalisieren dem Klienten damit, dass wir da sind, bei ihm sind. Auch dies schafft therapeutische Beziehung und Verbundenheit.

Selbstreflexion: Trust the process

»Trust the process«, das ist ein geflügeltes Wort in der EMDR-Community. Was bedeutet das? Und: kann ich das?

Anders als in anderen Therapieformen kommt es beim EMDR sehr wesentlich auf das an, was in der Phase 4, der Phase des Reprozessierens, geschieht. In dieser Phase geht es nur darum, den Verarbeitungsprozess des Patienten laufen zu lassen und zu begleiten. Da gibt es kein Richtig und Falsch. Und da geht es auch nicht darum, wie der Therapeut diesen Prozess oder einzelne Elemente daraus beurteilt. In aller Regel wird der Prozess nicht gestört, sondern nur rhythmisiert und begleitet, ohne jedoch Inhalt einzubringen. Dies fällt uns als Therapeuten naturgemäß zunächst schwer, denn wir haben während unserer langen Ausbildung und vielleicht auch den vielen Jahren Berufserfahrung gelernt, genau das zu tun: Verarbeitungsprozesse zu steuern, zu lenken, zu beeinflussen, dadurch dass wir spiegeln, konnotieren, kommentieren, umstrukturieren, hinterfragen. Und all das tun wir im EMDR nicht.

Aber wird der Patient es überhaupt schaffen, diese belastende Erinnerung zu verarbeiten? Dem eigenen Prozess des Patienten zu folgen und zu vertrauen, dass das eigene, innewohnende Informationsverarbeitungssystem diese Arbeit schaffen kann, verlangt zunächst Mut. Sobald wir als Therapeuten aber solche Prozesse gesehen haben, wird es immer leichter, genau das zu tun: dem Prozess zu vertrauen. Prozesse sind so individuell, so kreativ und dynamisch, dass sie uns immer wieder überraschen, auch noch nach Jahren der Arbeit mit EMDR.

Sehr hilfreich, um genau dies zu lernen – dem Prozess zu vertrauen – ist der Selbsterfahrungsanteil in der EMDR-Ausbildung. Eine EMDR-Ausbildung, die hierauf verzichtet und nur die Theorie vermittelt, wird immer inkomplett bleiben, denn ein Teil des Lernens dieser Therapieform besteht im Erleben dessen, was das eigene Informationsverarbeitungssystem macht. In unserer sehr praxisnahen Ausbildung erleben wir immer wieder, wie überrascht auch erfahrene Therapeuten an diesem Punkt sind.

6 Was sind die wichtigsten Techniken und Begriffe der EMDR-Therapie?

Dieses Kapitel gibt einen Überblick über die wichtigsten Begriffe und Techniken der EMDR-Therapie. Die Erklärung der einzelnen Begriffe und Techniken folgt dabei dem Ablauf der acht Phasen des EMDR, die den Rahmen für eine EMDR-Therapie darstellen.

Informationsmaterial dieses Kapitels

INFO 23 Anamnesephase: AIP-Modell
Zusammenfassung und Überblick über die wichtigsten Begriffe und Kernelemente des Krankheitsmodells der EMDR-Therapie.

INFO 24 Anamnesephase: Trauma- und Ressourcenlandkarte
Dieses Infoblatt gibt eine konkrete Anleitung zur Erstellung einer Trauma- und Ressourcenlandkarte.

INFO 25 Anamnesephase: Erfassen von Erinnerungen
Anhand von praktischen Beispielen wird hier erläutert, wie Erinnerungen gruppiert werden und in die Behandlungsplanung aufgenommen werden können.

INFO 26 Anamnesephase: Auswahl einer Erinnerung
Hier wird konkretisiert, wie aus den Erkenntnissen der Traumalandkarte eine konkrete Behandlungsreihenfolge festgelegt werden kann.

INFO 27 Vorbereitungs- und Stabilisierungsphase: Ermittlung des Stabilisierungsbedarfs
Auf diesem Infoblatt wird die praktische Durchführung der vier klinischen Tests zur Ermittlung des Stabilisierungsbedarfs erklärt.

INFO 28 Vorbereitungs- und Stabilisierungsphase: Ressourcenarbeit
Hier wird anhand von Fallbeispielen die Arbeit mit Ressourcen im EMDR erklärt.

INFO 29 Vorbereitungs- und Stabilisierungsphase: Bilaterale Stimulation
Dieses Infoblatt gibt einen Überblick über die Arten von bilateraler Stimulation und darüber, wie man die Patientin auf die bilaterale Stimulation vorbereitet.

INFO 30 Vorbereitungs- und Stabilisierungsphase: Erklärung von EMDR
Hier werden Formulierungsvorschläge und Hinweise für die Erklärung von EMDR gegeben.

INFO 31 Bewertungsphase
Dieses Infoblatt enthält die wichtigsten Begriffe der Bewertungsphase.

INFO 32 Bewertungsphase: Negative und positive Kognition
Auf diesem Infoblatt werden die Kritierien, die eine negative und positive Kognition definieren anhand von praktischen Beispielen erklärt.

INFO 33 Die Phase des Reprozessierens
Auf diesem Infoblatt werden die wichtigsten Begriffe der Phase des Reprozessierens zusammengefasst und kurz erläutert.

INFO 34 Phase des Reprozessierens: Blockaden
Hier wird erklärt, welche Interventionen im Umgang mit stockenden EMDR-Prozessen eingesetzt werden.

INFO 35 Verankerungsphase
Dieses Infoblatt erklärt das Vorgehen in der Verankerungsphase und gibt Hilfestellung bei Problemen, die in dieser Phase auftauchen können.

INFO 36 Körpertest
Dieses Infoblatt erklärt das Vorgehen beim Körpertest und gibt Hilfestellung bei Problemen, die in dieser Phase auftauchen können.

INFO 37 Abschluss einer Sitzung mit Erinnerungsverarbeitung
Auf diesem Infoblatt werden verschiedene Möglichkeiten, eine Sitzung mit Erinnerungsverarbeitung zu beenden, erklärt und praktische Tipps zur Stabilisierung des Patienten gegeben.

INFO 38 Nachbefragung und Überprüfung
Auf diesem Infoblatt wird erläutert, wie die Ergebnisse einer Sitzung mit Erinnerungsverarbeitung in der nächsten Sitzung überprüft werden können.

INFO 39 Bearbeitung von Triggern
Auf diesem Infoblatt wird erläutert, wie verbleibende Trigger bearbeitet werden.

INFO 40 Bearbeitung von Zukunftsprojektionen
Auf diesem Infoblatt wird erklärt, wie Zukunftsängste und Katastrophenfantasien bearbeitet werden.

INFO 41 Affektbrücke
Dieses Infoblatt erklärt, wie man die Affektbrücke im EMDR einsetzt.

INFO 23 • V

Anamnesephase: AIP-Modell

Ein zentraler Begriff der EMDR-Therapie ist die **pathogene Erinnerung**: Als pathogene Erinnerung verstehen wir eine unverarbeitete oder dysfunktional verarbeitete Erinnerung an ein traumatisches oder belastendes Lebensereignis. Kennzeichen einer unverarbeiteten Erinnerung ist, dass sie fragmentiert ist. Die enthaltenen Fragmente (z. B. Bilder oder Geräusche eines Autounfalls) sind intrusiv oder durch interne und externe Stimuli triggerbar. Auch neurobiologisch unterscheidet sich eine pathogene Erinnerung von einer verarbeiteten Erinnerung: Während letztere im linken Temporallappen abgespeichert ist, rufen pathogene Erinnerungen Aktivität in anderen Systemen des Gehirns, u. a. im limbischen System hervor (Pagani et al., 2017).

Merksatz

Pathogene Erinnerungen sind Erinnerungen, die Pathologie erzeugen.

Adaptive Information Processing-Model (AIP-Model)

- Traumatische und belastende Lebensereignisse können pathogene Erinnerungen auslösen, die eine Vielzahl von Erkrankungen hervorrufen können (z. B. PTBS, Depression, Angststörungen).
- Normalerweise kann der Mensch belastende Lebensereignisse verarbeiten und diese ohne therapeutische Intervention in adaptive Informationsnetzwerke umwandeln.
- Bei manchen pathogenen Erinnerungen ist die Verarbeitung blockiert und die Symptome persistieren.
- Die bilaterale Stimulation löst die Blockade im Selbstheilungssystem. Die pathogene Erinnerung kann adaptiv verarbeitet werden, was zur Auflösung der Symptomatik führt.

Das AIP-Modell stellt das zentrale Krankheitsmodell der EMDR-Therapie dar. Wir betrachten unsere Patientin durch die »AIP-Brille«: Welche unverarbeiteten Erinnerungen haben die aktuelle Symptomatik in Gang gesetzt?

Anamnesephase: Trauma- und Ressourcenlandkarte

In dieser Phase wird die Lebensgeschichte der Patientin mit der »AIP-Brille« betrachtet, mit dem Ziel, eine Landkarte zu erstellen, die einen Überblick über die behandlungsrelevanten belastenden Lebensereignisse und vorhandenen Ressourcen gibt.

Wie erstelle ich eine Traumalandkarte?

- **Liste der belastenden Erinnerungen:**
  Die Patientin wird gebeten, die 5 bis 10 belastendsten Lebensereignisse kurz (überschriftsartig) zu berichten. Diese werden dann in chronologischer Reihenfolge auf der Traumalandkarte eingetragen, auf der Y-Achse wird der Belastungsgrad (SUD) von 0 bis 10 eingetragen.
- **Liste der besten Erinnerungen:**
  Die Patientin wird gebeten, die 5 bis 10 schönsten Erlebnisse kurz zu berichten. Diese werden dann ebenfalls in chronologischer Reihenfolge in die Traumalandkarte eingetragen.

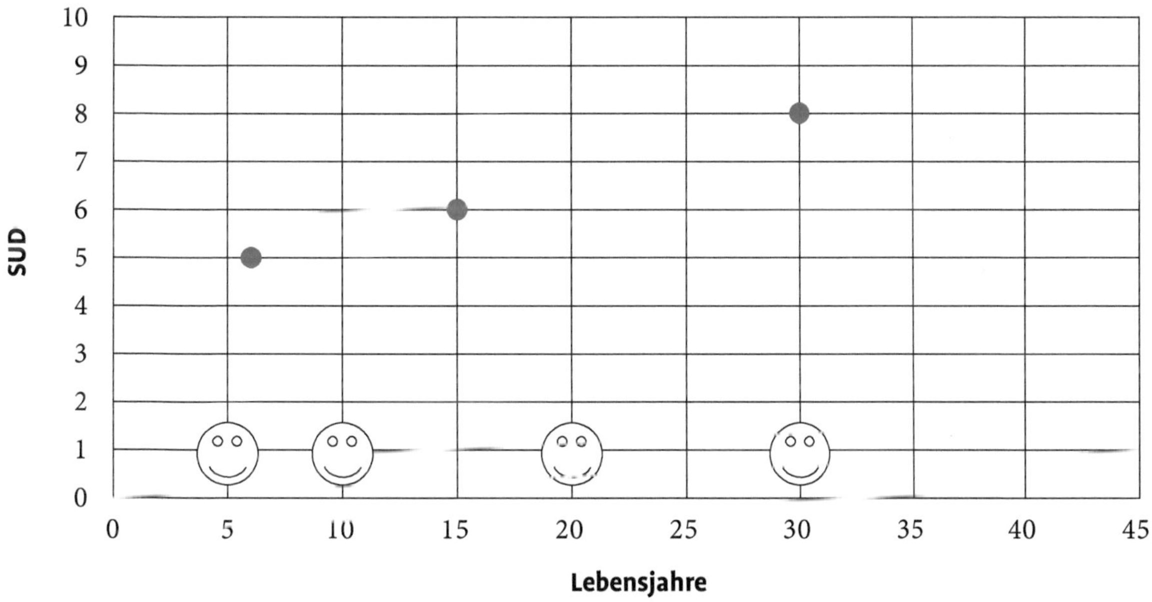

Abbildung Beispielhafte Traumalandkarte: Hier wurden drei pathogene Erinnerungen einer 45-jährigen Patientin erfasst: Ein Hundebiss im Alter von 6 Jahren mit einem SUD von 5, eine versuchte Vergewaltigung im Alter von 15 Jahren (SUD = 6) und ein erneuter sexueller Übergriff im Alter von 30 Jahren mit einem SUD von 8

Wichtig

Der SUD erfasst immer, wie belastend sich ein Ereignis **heute** anfühlt. Relevant sind Lebensereignisse, die heute noch einen Belastungsgrad haben.

Anamnesephase: Erfassen von Erinnerungen

Zusätzlich zu den belastendsten Lebensereignissen sollten in der Anamnesephase auch eine Liste der aktuellen Trigger sowie der durch die pathogene Erinnerung ausgelösten Zukunftsängste erfasst werden.

Gruppierung in Clustern
Sind mehrere Erinnerungen ähnlicher Art (z. B. Mobbing in der Schule oder Gewalt durch ein Elternteil) vorhanden, sollten sie in einem sogenannten Cluster gruppiert werden. Erfasst werden hier das erste, schlimmste und letzte Ereignis mit dem jeweiligen Belastungsgrad. Die klinische Erfahrung zeigt, dass durch die Bearbeitung dieser für das Cluster repräsentativen Ereignisse häufig ein Transfer- und Generalisierungseffekt eintritt. Diese effektive Vorgehensweise verkürzt die Behandlungsdauer somit wesentlich.

Cluster sind pathogene Erinnerungen, die sich auf Basis von Örtlichkeit, beteiligten Personen oder ähnlicher Art des Traumas gruppieren. Die pathogenen Erinnerungen erstrecken sich hier oft über viele Jahre oder gar Jahrzehnte.

Typische, häufig vorkommende Cluster in der Praxis sind beispielsweise:
- physische und/oder emotionale Gewalt durch ein oder mehrere Elternteile
- sexueller Missbrauch
- emotionale Vernachlässigung in der Kindheit
- Mobbingerfahrungen in der Schulzeit
- Gewalt in der Partnerschaft

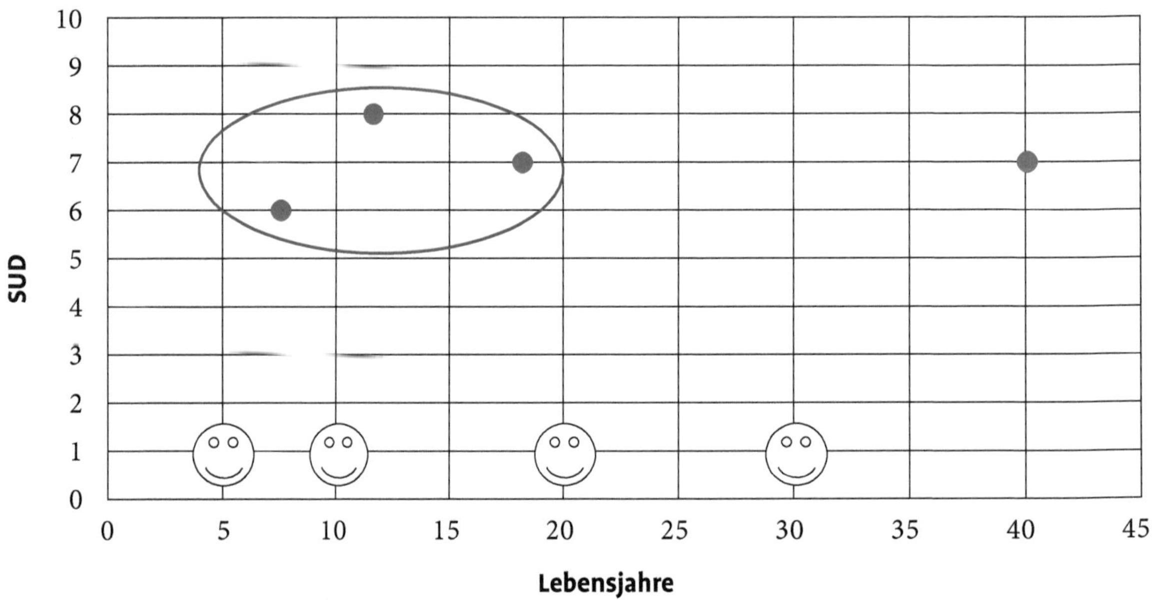

Abbildung Traumalandkarte mit Clustern

INFO 26 • V

Anamnesephase: Auswahl einer Erinnerung

Zur Festlegung der Behandlungsreihenfolge suchen wir dann nach der Erinnerung auf der Traumalandkarte, die die aktuelle Symptomatik auslöst. Erinnerungen, die Intrusionen, Flashbacks, Alpträume auslösen, einen hohen SUD haben und triggerbar sind, nennen wir auch biologisch aktive Erinnerungen. Wir beginnen in der EMDR-Therapie mit der Erinnerung, die den höchsten SUD hat, sofern die Affekttoleranz der Patientin dies zulässt. Dies Vorgehen hat den Vorteil, dass es mit der größten Symptomentlastung einhergeht.

Zwei Grundregeln

Für die Entscheidung, welche der Ereignisse auf der Traumalandkarte zuerst bearbeitet werden sollen, gibt es zwei Grundregeln:

- **Regel 1:** Die Erinnerung, die die meisten Symptome auslöst, sollte zuerst bearbeitet werden.
- **Regel 2:** Die Bearbeitung sollte die Affekttoleranz der Patientin nicht übersteigen.

Vorbereitungs- und Stabilisierungsphase: Ermittlung des Stabilisierungsbedarfs

Zur konkreten Feststellung des Stabilisierungsbedarfs werden vier klinische Tests durchgeführt.

Alltagstest
Verfügt die Patientin über ausreichend Ressourcen, um ihren Alltag zu bewältigen?
Durchführung: Klären, ob die Patientin ihren grundlegenden Alltagsverpflichtungen noch nachkommen kann. Hat sie etwas zu Essen im Kühlschrank, kann sie sich um (wenn vorhanden) Kinder oder Haustiere kümmern?

Bei stationären Patientinnen wird hier geprüft, ob die Patientin in der Lage ist, mit den normalen Herausforderungen eines stationären Alltags umzugehen. Ist sie beispielsweise in der Lage, sich Hilfe zu holen, wenn benötigt?

Sicherer Ort-Test
Verfügt die Patientin über ausreichend Ressourcen, um sich selbst zu beruhigen?
Durchführung: Übung Sicherer Ort (s. **INFO 28** »Vorbereitungs- und Stabilisierungsphase: Ressourcenarbeit«) inklusive langsamer bilateraler Stimulation zur Verankerung des positiven Körpergefühls.

Wenn die Patientin in der Lage ist, zumindest kurz ein positives Körpergefühl zu empfinden und für wenige Sekunden zu halten, ist dieser Test positiv ausgefallen.

Stimulationstest
Durchführung: Einüben einer Technik zur Ressourcenverankerung, wie z. B. Absorptionstechnik (s. **INFO 30** »Vorbereitungs- und Stabilisierungsphase: Ermittlung des Stabilisierungsbedarfs«). Wenn die Patientin die bilaterale Stimulation toleriert, ohne in Traumanetzwerke abzurutschen, fällt dieser Test positiv aus.

Anamnesetest
Ist die Patientin in der Lage, aus einer gewissen Distanz heraus die belastenden Erinnerungen zu schildern, ohne zu dekompensieren?
Durchführung: Konkret wird hier geprüft, ob die Patientin das belastende Ereignis in Anwesenheit der Therapeutin kurz aus der Beobachterperspektive schildern kann.

Sollte die Durchführung der vier Tests Hinweise auf eine unzureichende Stabilität der Patientin ergeben, sollte individuell ermittelt werden, wo der konkrete Stabilisierungsbedarf liegt, und die Behandlungsplanung dementsprechend angepasst werden. So kann es beispielsweise nötig sein, mit einer Patientin zunächst noch konkrete Ressourcen für belastende Alltagssituationen zu erarbeiten, bis die Stabilität für die Bearbeitung einer belastenden Erinnerung gegeben ist.

Vorbereitungs- und Stabilisierungsphase: Ressourcenarbeit

Als Ressource wird im EMDR die Erinnerung an ein Ereignis verstanden, das mit einem positiven Körperstate einhergeht und für die Patientin fühlbar ist. Solche Ressourcen werden im EMDR verankert. Dabei lässt man zunächst die positive Situation, das positive Ereignis, aufrufen und die Patientin mit dem besten Bild dieses Ereignisses in Kontakt gehen. Dann wird geschaut, wo dieses im Körper ein positives Gefühl auslöst. Die Patientin soll nun hierauf fokussieren und dann mit den Augen der nun langsamen bilateralen Stimulation (BLS) folgen. Es folgt ein kurzes Set von Augenbewegungen, 4 bis 6 BLS, und danach wird die Patientin gefragt, wie es jetzt ist. Solange das positive Gefühl im Körper sich weiterentwickelt, wird diese Verankerung fortgesetzt.

Diese Art des Verankerns von Ressourcen wird in der Stabilisierungsarbeit im EMDR in der Phase 2, und bei Bedarf im weiteren Verlauf der Behandlung eingesetzt.

Techniken zur Ressourceninstallation: der Sichere Ort oder Wohlfühlort

Schritt 1: Die Patientin wird gebeten, ein möglichst lebhaftes Bild eines Ortes, an dem sie sich wohl und geborgen fühlt, zu imaginieren. Dies kann ein realer oder auch ein imaginierter Ort sein. Wenn ein solcher Ort imaginiert werden kann, wird nach dem dazugehörigen positiven Körpergefühl gefragt und dieses dann anschließend mit bis zu drei Sets langsamer und kurzer bilateraler Stimulation verstärkt.

Schritt 2, optional: Der Wohlfühlort wird mit einem Wort versehen und die Patientin gebeten, ihn über dieses Stichwort aufzurufen. Wenn der Kontakt zum Wohlfühlort wiederhergestellt ist, kann das angenehme Körpergefühl noch einmal mit einem Set bilateraler Stimulation verstärkt werden. Wohlfühlort und Wort werden so miteinander verknüpft.

Schritt 3, optional: Zusätzlich kann die Patientin nach Schritt 1 und 2 gebeten werden, innerlich in Kontakt mit einem kleinen Stressor zu gehen und dann den Wohlführtort eigenständig wieder aufzusuchen. Wenn der Kontakt zum Wohlfühlort wiederhergestellt ist, kann noch einmal ein Set BLS (kurz und langsam) durchgeführt werden.

Techniken zur Ressourceninstallation: Absorptionstechnik

Bei der Absorptionstechnik wird zunächst auf eine belastende Situation der Gegenwart oder der nahen Zukunft fokussiert. Es wird danach gefragt, wie belastend diese sich anfühlt, und die Belastung auf der SUD-Skala eingeschätzt. Dann wird danach gefragt, welche drei Fähigkeiten die Patientin bräuchte, um mit dieser belastenden Situation besser umgehen zu können. Diese werden dann aktiviert und mit bilateraler Stimulation verankert.

Vorbereitungs- und Stabilisierungsphase: Ressourcenarbeit

Durchführung der Absorptionstechnik:

- Finden Sie eine belastende Situation und erfragen Sie den SUD.
- Fragen Sie nach spezifischen Fähigkeiten, wie beispielsweise Stärke, innere Ruhe, die Fähigkeit, sich abzugrenzen oder Mut, die die Patientin bräuchte, um mit dieser Belastung besser umgehen zu können.
- Lassen Sie die Patientin eine Reihenfolge festlegen, in der jede einzelne Fähigkeit in den Fokus kommen und verankert werden soll.
- Beginnen Sie mit der ersten Fähigkeit.
- Fragen Sie nach einer klaren, möglichst positiven Situation, an die die Patientin sich im Zusammenhang mit dieser Fähigkeit erinnert.
- Suchen Sie ein Einzelbild, in dem der Kontakt zum Affekt am deutlichsten ist.
- Suchen Sie die zu dem Bild zugehörige positive Körperempfindung und lassen Sie diese lokalisieren.
- Als nächstes wird langsam bilateral stimuliert, ca. 7 bis 12 Augenbewegungen, pro Fähigkeit bis zu drei Mal.
- Anschließend werden die nächsten beiden Fähigkeiten aktiviert und verankert.
- Bitten Sie die Patientin, noch einmal mit allen drei Fähigkeiten in Kontakt zu gehen, und führen Sie ein weiteres Set langsame bilaterale Stimulation durch.
- Zum Abschluss wird noch mal Kontakt zur belastenden Situation der Gegenwart aufgenommen. Die Patientin wird gefragt, wie belastend sich diese jetzt, wenn sie in Kontakt mit ihren drei Fähigkeiten ist, anfühlt (SUD).
- Gerne nochmal BLS, solange, bis der SUD nicht mehr weiter sinkt.

Hier kann, muss aber kein SUD von Null erreicht werden.

Wenn es eine Affektbrücke zu negativem Material gibt, wird das Verankern der betreffenden Fähigkeit beendet und mit der nächsten Fähigkeit fortgefahren.

Typische Probleme, die bei der Arbeit mit der Absorptionstechnik auftauchen, werden im Kapitel 7 »FAQ« beschrieben und Lösungsstrategien gegeben.

Vorbereitungs- und Stabilisierungsphase: Ressourcenarbeit

Fallbeispiel

Frau G. ist 49 Jahre alt und von Beruf Lehrerin. Die ambulante Psychotherapie erfolgt unter den Diagnosen einer rezidivierenden depressiven Störung und einer Posttraumatischen Belastungsstörung. Im Vordergrund stehen zunächst viele Realprobleme: die Rolle als alleinerziehende Mutter eines psychisch kranken Kindes, finanzielle Sorgen, Konflikte mit dem Kindsvater und der Herkunftsfamilie. Für ein Familientreffen, das am kommenden Wochenende stattfinden soll, werden in der zuvor stattfindenden Sitzung Ressourcen mit der Absorptionstechnik verankert.

Frau G. gibt den SUD für die Situation »Familientreffen« mit einer 7 an. Auf die Frage, welche Fähigkeiten sie benötigt, um besser mit der Belastung umzugehen, wählt sie: Gelassenheit, Grenzen setzen und »bei sich selbst bleiben«.

T: Mit welcher dieser drei Fähigkeiten wollen Sie beginnen?
P: Mit der Fähigkeit, bei mir selbst zu bleiben.
T: Gab es eine Situation – in den letzten zwei Jahren oder davor –, in der Sie bemerkt haben, dass Sie schon etwas von dieser Fähigkeit haben?
P: Ja, bei dem Nachbarschaftstreffen letzte Woche, da habe ich es geschafft, bei mir selbst zu bleiben.
T: Welches Bild erfasst diese Situation am besten?
P: Der Moment, wo ich mit den Nachbarn in der Küche stehe und alle sich unterhalten und ich es schaffe zu spüren, wie es mir eigentlich gerade geht, statt mich auf die anderen zu konzentrieren.
T: Wo spüren Sie das jetzt im Körper, dass Sie da schon etwas von dieser Fähigkeit hatten?
P: Ich habe ein warmes Gefühl im Brustkorb.
T: Gehen Sie in Kontakt mit dem Bild und der Körperempfindung. Sind Sie damit in Kontakt?
P: *(Nickt.)*
(Es folgt ein Set von acht langsamen Augenbewegungen).
T: Wie ist es jetzt?
P: Das Gefühl breitet sich aus!
T: Achten Sie darauf und folgen Sie den Fingern.
(Es folgt ein Set von acht langsamen Augenbewegungen.)
T: Wie ist es jetzt?
P: Ich fühle mich im ganzen Körper entspannt.
(Es folgt ein Set von 8 langsamen Augenbewegungen.
Anschließend werden die Fähigkeit, Grenzen zu setzen, und dann die Fähigkeit, gelassen zu bleiben, auf die gleiche Art aktiviert und verankert.
Zum Schluss wird die Patientin gebeten, noch einmal mit allen drei Fähigkeiten in Kontakt zu gehen, und es wird ein weiteres Set langsame BLS durchgeführt.
Anschließend wird ein zweiter Blick auf die belastende Situation geworfen.)
T: Schauen Sie noch einmal von dieser Position aus auf die belastende Situation, das Familientreffen, und stellen Sie fest, wie belastend sie sich jetzt gerade anfühlt auf unserer Skala von 0 bis 10.
P: Kaum mehr belastend. Das ist jetzt eine 2!
(An dieser Stelle kann optional noch ein weiteres Set BLS erfolgen.)

Vorbereitungs- und Stabilisierungsphase: Ressourcenarbeit

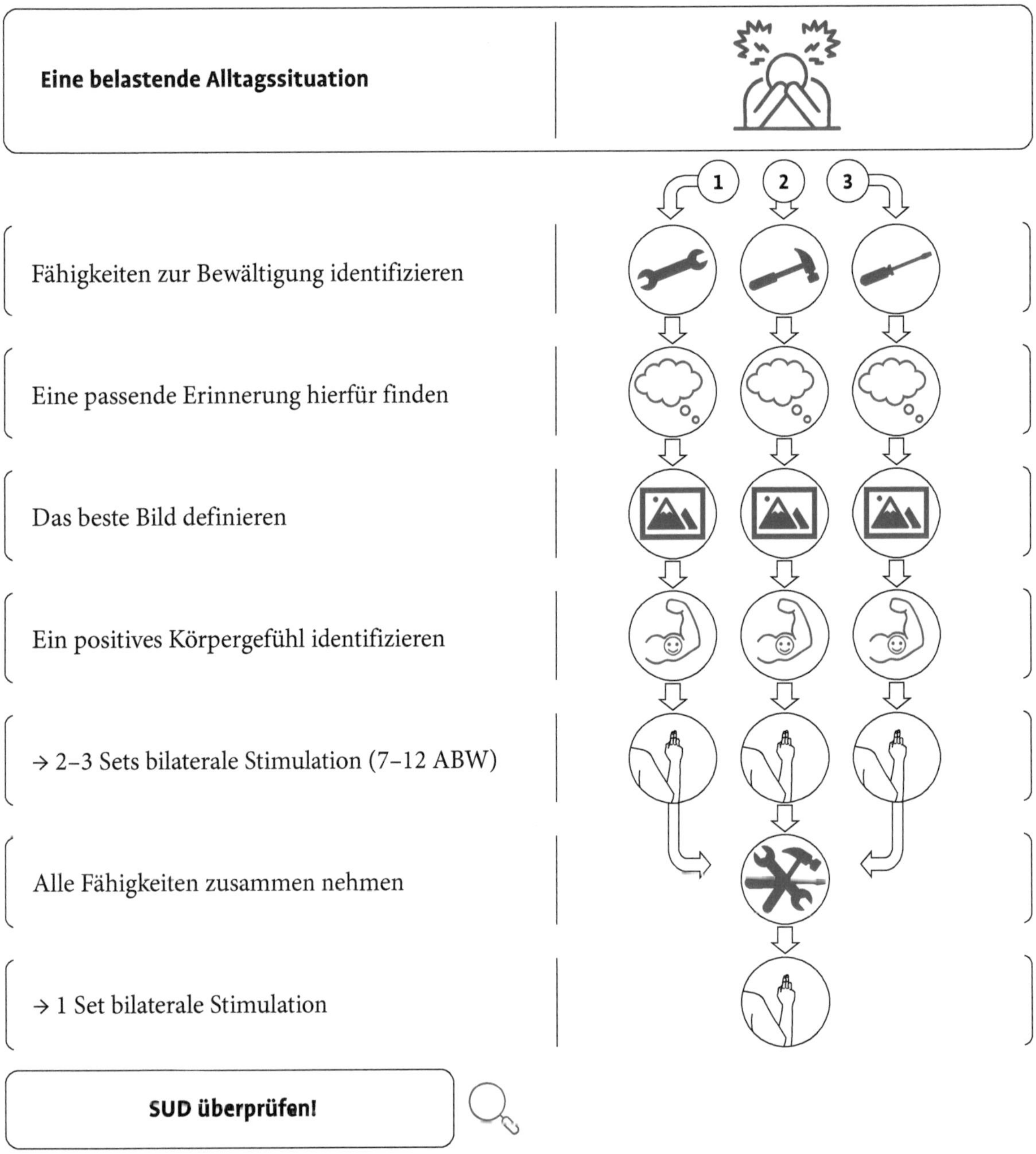

Abbildung Die Absorptionstechnik

Techniken zur Ressourceninstallation: Instant Ressource Installation (IRI)
Auch im IRI wird eine Ressource verankert, hier allerdings eine Ressource, die spontan im therapeutischen Gespräch auftaucht.

Die Therapeutin hält kurz inne und bittet die Patientin, die gerade eine positive Situation oder Fähigkeit berichtet hat, hier noch einmal zu fokussieren und zu dem damit einhergehenden positiven Körpergefühl hinzuspüren. Anschließend folgt langsame bilaterale Stimulation. Dieses wird so lange fortgesetzt, wie die Ressource sich weiterentwickelt.

Vorbereitungs- und Stabilisierungsphase: Bilaterale Stimulation

Bevor mit der Bearbeitung einer Erinnerung begonnen wird, wird zunächst die bilaterale Stimulation demonstriert und mit der Patientin eingeübt.

Stopp-Signal. Da das Gefühl von Kontrolle und Handlungsfähigkeit gerade für traumatisierte Patientinnen wichtig ist, wird zunächst ein nonverbales Stopp-Signal vereinbart.

»Bevor wir mit den Augenbewegungen beginnen, möchte ich mit Ihnen noch ein eindeutiges Stopp-Signal vereinbaren. Da Worte missverstanden werden können, hat sich ein Handzeichen bewährt. Welches Stopp-Signal möchten Sie mir geben?«

Wird die bilaterale Stimulation manuell durchgeführt, begeben sich Therapeutin und Patientin in eine spezifische Sitzposition: Sie sitzen einander versetzt gegenüber, wie Schiffe, die in einem Kanal aneinander vorbeifahren.

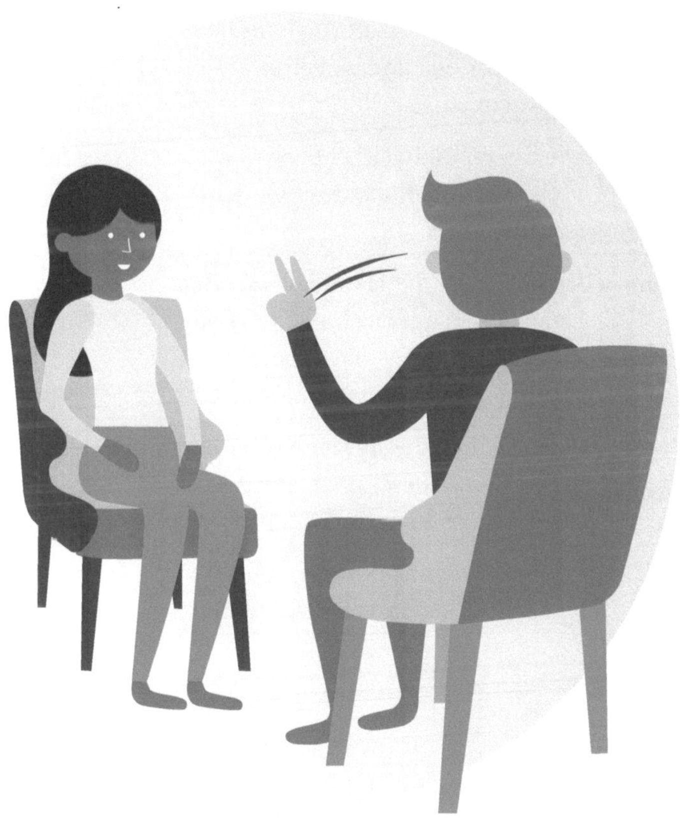

Abbildung Die Sitzposition

Vorbereitungs- und Stabilisierungsphase: Bilaterale Stimulation

Arten von Bilateraler Stimulation

Stimulationsform	Verabreichungsform	Geschwindigkeit	Setlänge
Visuelle Stimulation: Augenbewegungen manuell	Therapeutin zieht zwei Finger ihrer Hand (Zeige- und Mittelfinger) auf Augenhöhe in einer geraden Linie senkrecht über das Gesichtsfeld der Patientin. Abstand zum Gesicht = 30–40 cm. Therapeutin und Patientin sitzen in der »Schiffe-Position«	1 Hertz = eine Augenbewegung (von Mitte des Gesichtsfelds nach links und rechts zur Mitte) Regel: So schnell, wie die Patientin folgen kann.	25–30 Augenbewegungen
Visuelle Stimulation: Gerät	Lichtbalken wird vor dem Gesichtsfeld der Patientin auf Augenhöhe mit einem Abstand von circa 30–40 cm aufgestellt. Die Therapeutin sitzt neben der Patientin, außerhalb ihres Gesichtsfelds.	1 Hertz = eine Augenbewegung (von links nach rechts) pro Sekunde Regel: So schnell, wie die Patientin folgen kann	25–30 Augenbewegungen
Taktile Stimulation: Tapping manuell	Patientin legt die Handflächen oder Handrücken auf ein Kissen, das auf ihrem Schoss liegt, Therapeutin appliziert abwechselnd schnelle Taps.	> 1 Hertz	50–60 Taps
Taktile Stimulation: Tapping durch Gerät	Patientin hält die Buzzer/Pulsatoren in der Hand, diese geben abwechselnd einen vibrierenden Impuls.	> 1 Hertz	50–100 Taps
Auditive Stimulation durch Gerät	Patientin trägt Kopfhörer, auf denen bilaterale Töne dargeboten werden.	1 Hertz	50–100

Wichtig

Der Einsatz von Augenbewegungen wird im EMDR bevorzugt. Das hat zwei Gründe:

(1) Aufgrund der besseren Evidenzbasierung: Fast alle Forschung in diesem Feld verwendet Augenbewegungen.

(2) Die Patientin hat hier nicht die Möglichkeit, die Augen zu schließen, was wiederum die duale Aufmerksamkeit unterstützt und Dissoziation vorbeugt.

Auditive Stimulation und Taps werden heute nur noch selten manuell verwendet, sollten diese zum Einsatz kommen, empfiehlt sich die Darbietung über ein Gerät.

INFO 30 • V

Vorbereitungs- und Stabilisierungsphase: Erklärung von EMDR

»Wenn ein Trauma stattfindet, scheint das Nervensystem die Erinnerung an diese Situation mit allen Bildern, Gedanken und Gefühlen ›einzufrieren‹. Die Augenbewegungen, die wir im EMDR anwenden, scheinen den Block im Nervensystem aufzuheben und zu ermöglichen, die Erlebnisse zu verarbeiten. Es ist wichtig, sich klar zu sein, dass es Ihr eigenes Gehirn ist, das die Heilung herbeiführt, und dass Sie jederzeit darüber Kontrolle haben.«

Wieviel Erklärungsbedarf besteht, ist sehr individuell und variiert mit Alter, Bildungsgrad, Auffassungsgabe und Erfahrung der Patientin. Die Aufgabe der Therapeutin ist es, an dieser Stelle zu ermitteln, wie viel Information und Psychoedukation die Patientin benötigt, um sich auf den EMDR-Prozess einzulassen.

Ängstliche Patientinnen

Bei besonders ängstlichen oder zögerlichen Patientinnen hat sich eine sogenannte »Probefahrt« bewährt: Um Vertrauen in die Methode aufzubauen, wird vor der Bearbeitung des belastenden Ereignisses eine kleine, isolierte belastende Lebenserfahrung mit niedrigem SUD bearbeitet.

Alternativ kann der Angst vor der ersten Sitzung mit Erinnerungsverarbeitung auch mit der Installation von Ressourcen begegnet werden: Hier hat sich beispielsweise der Einsatz der Absorptionstechnik bewährt. In diesem Fall wird konkret gefragt, welche Fähigkeiten die Patientin bräuchte, um die bevorstehende EMDR-Sitzung gut zu meistern. Diese Fähigkeiten werden dann aktiviert und mit bilateraler Stimulation verankert.

Bewertungsphase

Ablauf der Bewertungsphase im Überblick

Bild

»Welches Bild stellt den schlimmsten Teil des Vorfalls dar?«

Negative Kognition

»Was ist das Schlimmste, was Sie heute über sich sagen können? Am besten ist eine Einstellung, die Sie jetzt spüre können, und ein Satz in ›Ich-Form.«

Positive Kognition

»Wenn Sie sich das Bild vorstellen, wie würden Sie jetzt gerne über sich denken anstelle von … *(NK wiederholen).*«

VoC

»Wenn Sie an das Bild denken, wie zutreffend fühlt sich dieser positive Satz *(wiederholen Sie die PK)* jetzt auf einer Skala von 1 bis 7 an, wenn 1 ›völlig falsch‹ und 7 ›völlig richtig und stimmig‹ ist?«

Emotion

»Wenn Sie sich das Bild zusammen mit dem negativen Satz *(NK wiederholen)* vorstellen, welche Gefühle kommen jetzt in Ihnen auf?«

SUD

»Auf einer Skala von 0–10, wo 0 ›keine Belastung oder neutral‹ und 10 die für Sie maximal vorstellbare Belastung darstellt, wie belastend fühlt es sich jetzt an?«

Körpergefühl

»Wo spüren Sie das jetzt in Ihrem Körper?«

Abbildung Die Bewertungsphase im Überblick

Bewertungsphase

Validity of Cognition (VoC) in der Phase 3
Da das Ereignis noch nicht bearbeitet ist und sich die kognitive Dissonanz somit noch nicht aufgelöst hat, ist zu erwarten, dass der VoC niedrige Werte aufweist.

Wichtig

Mit einem VoC von 1 sollte nicht gearbeitet werden, da dies darauf hindeutet, dass die positive Kognition aktuell unerreichbar erscheint. Manchmal ist es an dieser Stelle nötig, die positive Kognition noch einmal umzuformulieren, beispielsweise statt »Ich bin wertvoll« erst mal »Ich bin in Ordnung«.

Als hilfreich hat sich auch erwiesen, den Gegenwartsbezug noch mal herzustellen: Die Patientin sollte sozusagen »mit einem Bein im Trauma und mit dem anderen Bein in der Gegenwart« stehen.

»Wenn Sie jetzt noch mal hinzunehmen, wie Sie jetzt gerade hier bei mir sitzen, wie stimmig fühlt sich der positive Satz dann jetzt an?«

Die Bewertungsphase sollte kurzgehalten werden und nur einen kleinen Teil der EMDR-Sitzung einnehmen. Sie dient lediglich der Aktivierung aller Komponenten der pathogenen Erinnerung. Eine längere Diskussion beispielsweise über die Kognitionen sollte vermieden werden.

INFO 32 • V

Bewertungsphase: Negative und positive Kognition

Negative Kognitionen

Die in der Bewertungsphase erhobenen Kognitionen stellen neben dem Bild vom schlimmsten Moment und der Körperempfindung einen wichtigen Zugang zur traumatischen Erinnerung dar. Die negative Kognition wird dabei als negative, irrationale Selbstbeschreibung verstanden, die direkt mit dem Ereignis verknüpft ist.

Was sind typische negative Kognitionen?

- »Ich sterbe.«
- »Ich bin in Gefahr.«
- »Ich bin schuld.«
- »Ich bin machtlos.«
- »Ich bin wertlos.«

Welche Kriterien sollte eine negative Kognition erfüllen?

- **Ich-bezogen:** Die negative Kognition sollte als Ich-Satz formuliert werden.
- **Gegenwärtig gültige Überzeugung** (wenn an das Bild/Ereignis gedacht wird): Das traumatische Ereignis hat im nicht verarbeiteten Zustand keinen »Zeitstempel«. Wenn es getriggert wird, fühlt es sich so an, als ob es in diesem Moment gerade stattfinden würde. Dies trifft auch auf die negative Kognition zu. Daher »Ich sterbe« anstelle von »Ich wäre fast gestorben«.
- **Generalisierbar:** Die negative Kognition sollte nicht zu eng auf die Situation bezogen sein, sondern darüber hinaus generalisierbar.
- **Irrationale Überzeugung:** Die negative Kognition spiegelt die kognitive Verzerrung durch das traumatische Ereignis wider, z. B. »Ich sterbe«, obwohl die Patientin gerade vor Ihnen sitzt. Sie klingt aus der Vergangenheit herüber.
- **Affektgeladen:** Die negative Kognition löst durch die enge Verknüpfung zum traumatischen Geschehen deutliche affektive Resonanz aus. Sie schließt bildhaft gesprochen das Tor zum Affekt auf.

Wichtig

Eine negative Kognition ist ich-bezogen, gültig im Hier und Jetzt, generalisiert, irrational und affektgeladen.

Oft liefern Patientinnen uns in der Phase 3 zunächst zutreffende Situationsbeschreibungen wie »Ich wäre fast gestorben« oder »Ich hatte Angst«. Hier wird dann noch mal spezifisch nachgefragt, was das über die Patientin aussagt.

Positive Kognition

Die positive Kognition ist der Ausdruck des erwünschten Zustands, darüber, wie die Patientin heute gerne über sich denken würde. Sie stellt in der Regel eine 180°-Wendung zur negativen Kognition dar. Sie legt die Richtung und Art der Veränderung fest, in die die Patientin sich bewegen möchte. Bildhaft gesehen ist die positive Kognition ein Keimling, den wir für posttraumatisches Wachstum setzen.

Bewertungsphase: Negative und positive Kognition

Was sind typische positive Kognitionen?

- »Ich lebe jetzt.«
- »Ich bin in Sicherheit.«
- »Ich habe getan, was ich konnte.«
- »Ich kann heute etwas tun.«
- »Ich bin wertvoll.«

Welche Kriterien sollte eine positive Kognition erfüllen?

- **Ich-bezogen**
- **Erwünscht:** eine positive Selbstaussage, die reflektiert, wie die Patientin gerne über sich und das traumatische Ereignis denken würde
- **Realistisch:** Magisches Denken, wie z. B. das Ungeschehen-Machen des Ereignisses oder über sich oder andere Personen, sollte vermieden werden, ebenso sollten absolute Aussagen wie »immer« oder »nie« vermieden werden.
- **Generalisierbar** auf ähnliche Ereignisse oder Problembereiche

Die positive Kognition sollte sich auf den gleichen Themenbereich wie die negative Kognition beziehen. Metaphorisch gesprochen legen wir hier die Schienen, auf denen der Verarbeitungszug fahren kann. Die Themenbereiche sind:

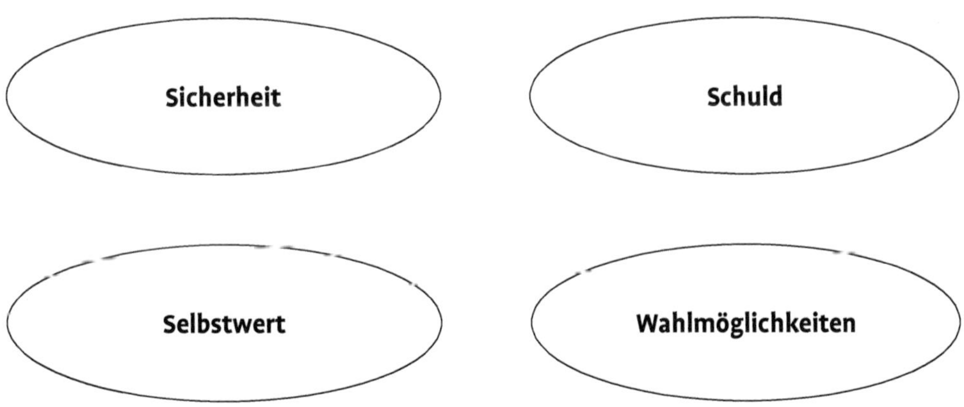

Die Phase des Reprozessierens

Knoten

Der Begriff des Knotens ist eine wichtige Metapher im AIP-Modell. Er beschreibt die klinisch zugängliche Seite der pathogenen Erinnerung mit den einzelnen Komponenten (sensorisch, kognitiv, emotional und physiologisch), die in der Phase 3 aktiviert werden.

Der Knoten wird oft synonym für die Begriffe pathogene Erinnerung oder dysfunktional verarbeitete Erinnerung benutzt.

Kanal

Durch die bilaterale Stimulation des Knotens nach der Phase 3 entwickelt sich eine Assoziationskette. Diese bezeichnen wir auch als Kanal. Wie in einem Kanal wird hier (Erinnerungs-)Material transportiert, welches der Patientin hilft, das belastende Lebensereignis zu verarbeiten.

Zu Beginn der Phase 4 bildet sich durch die bilaterale Stimulation des in der Phase 3 aktivierten Knotens der erste Kanal: Der Verarbeitungsprozess beginnt und Bilder, Emotionen, Gedanken oder Körpergefühle tauchen auf. Zwischendurch können auch spontane Affektbrücken zu altem Material aus benachbarten Erinnerungsnetzwerken auftauchen.

Das Kanalende

Das Ende eines Kanals ist definiert durch zwei aufeinanderfolgende Rückmeldungen neutralen oder positiven Materials, das sich nach weiterer Stimulation nicht verändert. An dieser Stelle wird dann unspezifisch gefragt:

»Wenn Sie jetzt zum Ausgangsereignis zurückgehen, was ist da jetzt?«

Die Antwort wird dann stimuliert, und so öffnet sich ein weiterer Kanal.

Was ist positives oder neutrales Material?

Wichtig ist hier, dass es sich wirklich um neutrale oder rein positive Rückmeldungen handelt. Die Rückmeldung »Es ist schon etwas besser« signalisiert beispielsweise, dass reprozessiert wird, ist aber noch nicht neutral oder positiv.

Typische Rückmeldungen, die ein Kanalende signalisieren:

- »Jetzt ist gerade gar nichts mehr da.«
- »Jetzt habe ich mich nur noch auf den Finger konzentriert.«
- »Ich fühle mich befreit.«

Innerhalb einer Sitzung mit Erinnerungsbearbeitung entstehen durch die bilaterale Stimulation des Materials in der Regel mehrere Kanäle, in denen Material transportiert wird. Dieses Material ist oft nicht chronologisch, verschiedene Modalitäten wechseln sich ab, und die Belastung sinkt zunehmend.

Wichtig

Der Kanal ist operational und nicht inhaltlich definiert.

Die Phase des Reprozessierens

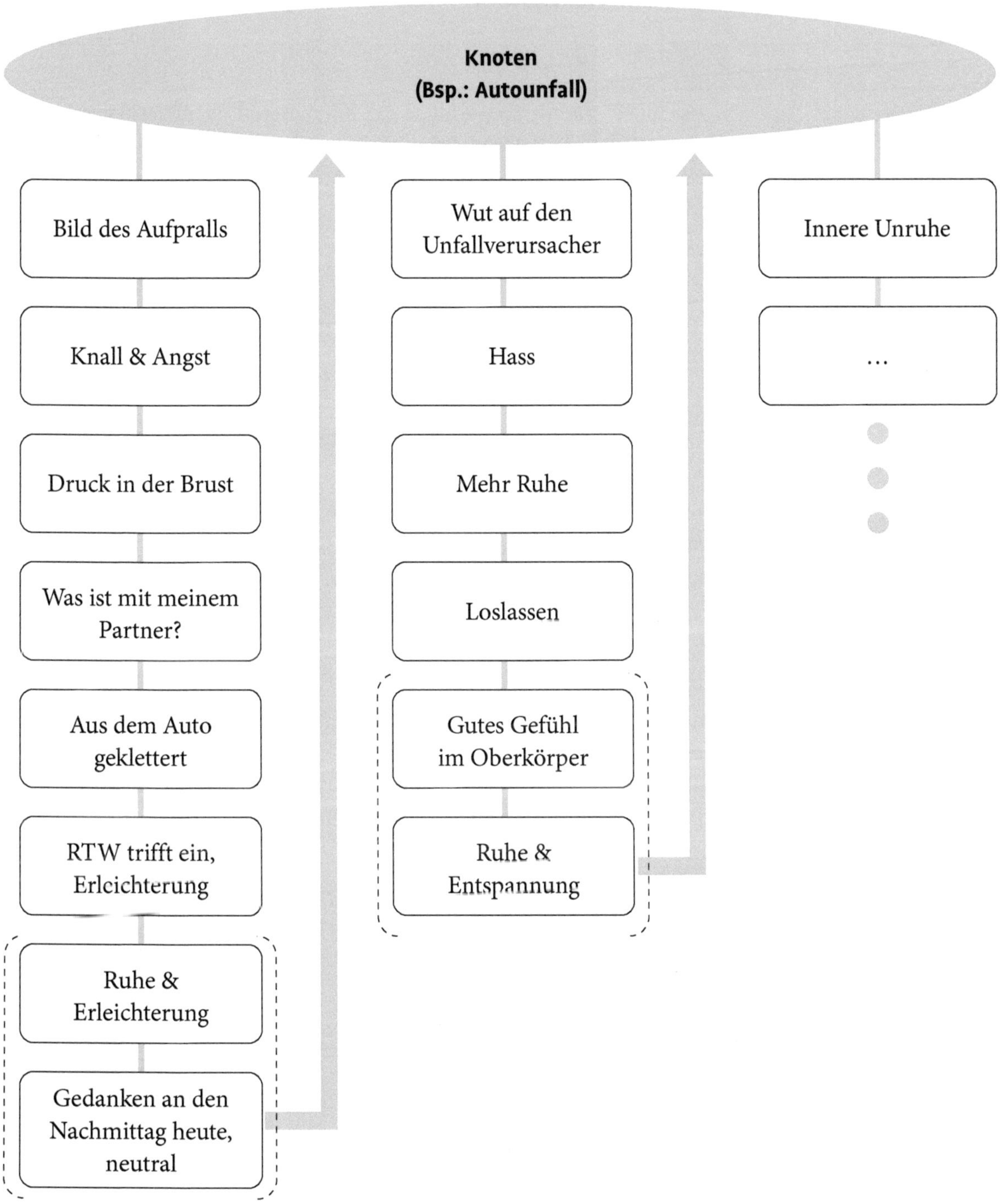

Abbildung Kanalstruktur im EMDR-Prozess am Beispiel eines Autounfalls

INFO 33 • V

Die Phase des Reprozessierens

Häufig auftretende Formen des Reprozessierens

Form	Beschreibung	Erkennbar an:
Assoziatives Reprozessieren	Patientin assoziiert spontan innerhalb und außerhalb der aktivierten Erinnerung.	▶ Veränderungen des Bildmaterials (z. B. verblassend oder detaillierter werdend) ▶ Veränderung der Affekte: Abnahme der Intensität, zunehmende Entlastung. Neue Affekte ▶ Neue Einsichten: ▶ Unrealistische Schuldgefühle nehmen ab, neue Erkenntnisse über das Ereignis tauchen auf. ▶ Körpererinnerungen: Während des Ereignisses erlebte Körperempfindungen, z. B. Verletzungsschmerzen, tauchen auf. ▶ Spontane Affektbrücken zu anderen Erinnerungsnetzwerken treten auf.
Imaginatives Reprozessieren	Patientin reprozessiert spontan in symbolisch-methapherhafter Form.	▶ Auftreten spontaner Imagination wie bspw. das Vollenden von Handlungen (sich wehren, den Täter zur Rede stellen oder in die Flucht schlagen), das hinzunehmen hilfreicher Ressourcen (innere Helfer, Bezugspersonen, übernatürliche Fähigkeiten) sowie spontane Fürsorge für jüngere Ich-Anteile
Emotionales Reprozessieren	Auftauchen intensiver Affekte und spontaner affektiver Abreaktionen	▶ spontanes Auftreten heftiger Affekte, wie bspw. Trauer, Verzweiflung, Angst oder Wut, oft begleitet von korrespondierenden physiologischen Reaktionen wie Schluchzen, Zittern, Kurzatmigkeit
Blandes Reprozessieren	Ereignis verblasst von Set zu Set, nach außen hin wirkt der Prozess wenig eindrücklich.	▶ Patientin gibt von Set zu Set Rückmeldungen, wie bspw.: Es wird besser, weniger Druck, wird entspannter, ohne dass die Therapeutin einen wirklichen Eindruck in den Inhalt des Reprozessierens erhält.

Beim emotionalen Reprozessieren könnte in Ausnahmefällen die Gefahr bestehen, dass die Patientin von ihren Emotionen überflutet wird oder dissoziiert. Hier ist es daher besonders wichtig, dass die Therapeutin, die ja nicht im Blickfeld der Patientin ist, sich hörbar macht und die Patientin verbal unterstützt, z. B. »Gut so«, »Bleiben Sie dran« oder »Denken Sie daran, das ist altes Material«. Dabei muss sie aber berücksichtigen, keinen Inhalt in den Prozess einzubringen.

Die Phase des Reprozessieren

Viele Patientinnen profitieren beim emotionalen Reprozessieren von dem Einsatz von Metaphern zur Distanzierung.

Beispiel

Wellenmetapher: Die Emotion ist wie eine Welle, sie baut sich auf, bricht sich, klingt dann aber auch wieder ab.
Zugmetapher: Stellen Sie sich vor, Sie fahren im Zug und beobachten die Erinnerung als vorbeiziehende Landschaft.
Kinometapher: Stellen Sie sich vor, Sie sehen die Erinnerung wie auf einer Leinwand im Kino.

Wann endet die Phase 4?
Anzustreben ist ein SUD von Null. Praktisch wird so vorgegangen, dass nach jedem Kanalende zum Ausgangsereignis zurückgegangen wird und unspezifisch gefragt wird: »Was ist jetzt da?«. Die Antwort wird stimuliert. Wenn am Knoten keine Belastung mehr genannt wird, die Patientin z. B. sagt: »Jetzt ist da nichts mehr, das Ereignis ist ganz weit weg«, dann wird ein weiteres Mal stimuliert, um sicher zu gehen, dass kein neuer Kanal entsteht, dementsprechend kein belastendes Material mehr vorhanden ist. Wenn nach einem Set kein neues belastendes Material auftaucht, dann wird der SUD abgefragt. Ist er Null, wird zur Phase 5 übergegangen.

Phase des Reprozessierens: Blockaden

Was ist eine Blockade?

Wenn der EMDR-Prozess im Kanal stockt und sich zu bearbeitendes Material nach zwei Stimulationssets nicht verändert, bezeichnen wir dies als Blockade.

Blockaden können in der Phase 4 und Phase 5 des EMDR-Prozesses auftreten. Wie sich Blockaden in der Verankerungsphase (Phase 5) äußern, wird auf dem **INFO 35** »Verankerungsphase« beschrieben. Die folgenden Informationen beziehen sich auf Blockaden, die in der Phase des Reprozessierens (Phase 4) auftreten.

Woran erkenne ich eine Blockade?

Es tritt zweimal hintereinander keine Veränderung im negativen Material ein. Die Patientin berichtet beispielsweise von einem Gefühl von Hilflosigkeit, nach einem Set bilateraler Stimulation hat sich dies nicht weiter verändert, sie berichtet erneut über ein Gefühl von Hilflosigkeit.

Blockadeninterventionen

Zum Auflösen der Blockade werden folgende Interventionen durchgeführt.

(1) **Setverlängerung:** Die Setlänge wird für die Dauer eines Sets erhöht auf 40 bis 60 Augenbewegungen. Oft führt dies schon zum Auflösen der Blockade.

(2) **Veränderung der Geschwindigkeit:** Die Geschwindigkeit der Augenbewegungen wird erhöht. Dies ist besonders effektiv bei manuell durchgeführten Augenbewegungen, da die Therapeutin hier unbewusst oft zu langsam arbeitet.

(3) **Veränderung der Richtung:** Die Therapeutin arbeitet für die Länge eines Sets mit diagonalen statt horizontalen Augenbewegungen. Dies kündigt sie vorher an.

(4) **Veränderung des Fokus:** Je nachdem wo die Blockade auftritt, wird zwischen zwei Sets ein kurzer verbaler Impuls gegeben, der einen möglichen Modalitätenwechsel einläutet und so die Blockade lösen kann.

Phase des Reprozessierens: Blockaden

Fallbeispiel

Die Patientin berichtet zwei Mal hintereinander über ein Druckgefühl in der Brust. Die Blockade löst sich trotz der Erhöhung der Setlänge, der Geschwindigkeit und eines weiteren Sets diagonaler Augenbewegungen nicht auf, das Druckgefühl persistiert. Vor dem nächsten Set bilateraler Stimulation gibt die Therapeutin folgenden Impuls.

Visualisierung eines »steckengebliebenen« Körpergefühls:

T: Was ist jetzt da?

P: Das Druckgefühl in der Brust hat sich nicht verändert. Ich spüre es immer noch genauso stark.

T: Wenn dieses Gefühl eine Form hätte, welche wäre das?

P: Das stelle ich mir als Ball vor.

T: Dieser Ball, welche Farbe hat der?

P: Der ist schwarz!

T: Achten Sie auf den schwarzen Ball und folgen Sie meinen Fingern!

(Es folgt ein Set bilaterale Stimulation.)

T: Blenden Sie aus! Was ist jetzt da?

P: Der schwarze Ball ist kleiner geworden, der Druck in der Brust nimmt ab.

(An dieser Stelle hat sich die Blockade aufgelöst und zu verarbeitendes Material fließt wieder im Kanal. Alternativ hätte die Therapeutin auch fragen können:)

T: Wenn dies Gefühl Worte hätte, was würde es jetzt sagen?

und diese Antwort stimulieren.

INFO 35 • V

Verankerungsphase

Wie verankere ich eine positive Kognition

(1) Überprüfen der Kognition: Gibt es eine bessere positive Kognition? Wenn ja, mit dieser weiterarbeiten.
Da sich durch die in Phase 4 stattgefundene Verarbeitung des Ereignisses die Sicht darauf oft dramatisch geändert hat, ändert sich häufig auch die positive Kognition noch einmal.

(2) Überprüfung des VoC: Wie stimmig fühlt sich die positive Kognition an?

(3) Verankerung der positiven Kognition mit bilateraler Stimulation.

(4) Stimulieren der positiven Kognition: Die positive Kognition wird so lange stimuliert, bis sich der VoC nicht mehr verändert. Sie sollte bei einem vollständigen Abschluss einen VoC von 6 bis 7 haben

Blockaden in Phase 5

In der Verankerungsphase äußern sich Blockaden dadurch, dass der VoC < 5 bleibt, die positive Kognition sich also nicht ausreichend stimmig anfühlt. Dies deutet darauf hin, dass hier (oftmals kleinere) Blockaden vorliegen.

Die Therapeutin sollte in diesem Fall zunächst explorieren welcher Art die Blockade ist.

»Was hindert es, dass diese Worte sich ganz stimmig anfühlen?«

Die Antwort der Patientin wird mit einigen Sets bilateraler Augenbewegungen stimuliert, bis sich die Blockade aufgelöst hat. Oftmals ist dies nach wenigen Sets der Fall.

Wird an dieser Stelle deutlich, dass es sich um eine größere Blockade vorliegt, beispielsweise eine negative Grundüberzeugung wie »Ich bin wertlos«, sollte an dieser Stelle die Sitzung abgeschlossen werden. Neu aufgetauchte Traumanetzwerke, die diese negative Grundüberzeugung aufrechterhalten, können dann, je nach Behandlungsplan, in weiteren EMDR-Sitzungen bearbeitet werden.

INFO 36 • V

Körpertest

Im letzten Schritt des EMDR-Prozesses wird noch einmal gezielt auf Missempfindungen im Körper gescannt. Eventuell noch vorhandene Reste in Form von sensorischen Fragmenten werden dann durch bilaterale Stimulation reprozessiert.

Wichtig

Cave: Bei einer komplexen PTBS wird der Körpertest u. U. nicht durchgeführt, da die verbleibenden Körpererinnerungen unter Umständen weitere Traumanetzwerke aktivieren könnten.

Abschluss einer Sitzung mit Erinnerungsverarbeitung

	Wann?	Instruktionen für Patientin
Vollständiger Abschluss	SUD in Phase 4 = 0, Phase 5 (Verankerung) VoC = 6–7 und Phase 6 (Körpertest) sind abgeschlossen.	▶ Hinweis auf Nachprozessieren ▶ Absprache von individuellen Strategien zum Umgang mit Nachprozessieren (Tagebuch führen, Anwendung von Distanzierungs- oder Ressourcentechniken in Eigenregie).
Unvollständiger Abschluss	Zum Ende der Sitzung ist der SUD > 0. EMDR-Prozess wird am Kanalende (2 × neutrales oder positives Material) eingeleitet oder bei Zeitdruck an einer »seichten Stelle« im Kanal.	▶ Einverständnis zum Beenden der Sitzung einholen ▶ Positiven Rahmen für die Sitzung schaffen, z. B. durch die Frage »Was nehmen Sie aus der Sitzung Positives mit?« ▶ Falls benötigt Distanzierungsübung durchführen (z. B. Tresorübung) ▶ Hinweis auf Nachprozessieren, Absprache von Strategien zum Umgang damit

INFO 38 • E

Nachbefragung und Überprüfung

Bei vollständigem EMDR-Prozess

- **Nachprozessieren:** Wie hat die Patientin die Zeit zwischen den Sitzungen erlebt? Sind neue Erkenntnisse oder neue Erinnerungen aufgetaucht?
- **Überprüfung des Ergebnisses der letzten Sitzung:**
  Ist der SUD des bearbeiteten Ereignisses noch bei Null?
  Wenn ja, ist der VoC noch bei 6 bis 7?

Wenn beides mit einem »Ja« beantwortet wird: Fortfahren im Behandlungsplan, z. B. Arbeit an Triggern als nächsten Schritt einleiten.

Wird das Ereignis noch als belastend empfunden, wird nach Einverständnis der Patientin die Bearbeitung des Ereignisses fortgesetzt mit Phase 3 bis 7. Hierbei handelt es sich oftmals um Reste des traumatischen Materials.

Bei unvollständigem EMDR-Prozess

- **Nachprozessieren:** Wie hat die Patientin die Zeit zwischen den Sitzungen erlebt? Sind neue Erkenntnisse oder neue Erinnerungen aufgetaucht?
- **Überprüfung des SUD:** Wie belastend fühlt sich das Ereignis heute an?
  Bei SUD > 0: Fortführen der Erinnerungsbearbeitung mit Phase 3 bis 7
  Bei SUD = 0: Einleiten der Verankerungsphase (Phase 5)

Entscheiden sich Therapeutin und Patientin, mit der Bearbeitung der Erinnerung fortzufahren, führt die Therapeutin zunächst eine **vollständig neue Phase 3** durch. Es wird also erneut nach dem Bild vom schlimmsten Moment, der negativen Kognition etc. gefragt und nicht einfach das Material (z. B. Bild) der letzten Sitzung verwendet. Dies zu beachten ist sehr wichtig, da wir so dem Umstand, dass zwischen den Sitzungen oft intensives Nachprozessieren stattfindet und sich somit der Knoten verändert, Rechnung tragen.

Wichtig

Um die Möglichkeit zu haben, eine erneute Erinnerungsbearbeitung mit EMDR durchzuführen, sollte die Phase 8 direkt am Anfang der Therapiesitzung durchgeführt werden.

Da das Vorgehen beim EMDR gerade am Anfang oft sehr ungewohnt ist, wird hier auch vonseiten der Therapeutin manchmal vermieden, indem man sich zu Beginn der Sitzung zunächst auf das sichere Terrain der bisher angewendeten Therapieform (z. B. Verhaltenstherapie) begibt und beispielsweise länger über den Alltag der Patientin redet, sodass schließlich die Zeit zum Reprozessieren fehlt.

INFO 39 • E

Bearbeitung von Triggern

Was ist ein Trigger?
Ein Trigger ist ein ursprünglich neutraler Reiz, der durch die Kopplung mit dem Trauma in der Gegenwart belastende Erinnerungen an das traumatisch Erlebte auslöst und dadurch zu unangenehmen Emotionen und Körperempfindungen führt.

Trigger können sein: Situationen, Personen oder Gegenstände, oder auch spezielle Geräusche, Gerüche und Empfindungen.

Triggerarbeit mit EMDR-Vorgehensweise

Liste aller aktuellen Trigger und deren Belastungsgrad (SUD)

⇩

Auswahl des Triggers mit dem höchsten SUD

⇩

Fokussieren und Bearbeiten des Triggers mit dem EMDR-Ablaufschema (Phase 3–7)
Ziel: SUD = 0, VoC = 7

⇩

Fokussieren und Bearbeiten weiterer Trigger mit dem Ablaufschema (Phase 3–7)
Ziel: Vollständige Auflösung der Trigger

Abbildung Triggerarbeit im EMDR

In der Phase 3 wird die Patientin gebeten, sich den Trigger vor ihr inneres Auge zu nehmen (Bild des Triggers oder gegebenenfalls Geräusch/Geruch). Die negative Kognition ist oft eher eine einfache, beschreibende Selbstaussage wie »Ich kann das nicht aushalten«.

Da auch die Triggerarbeit einen hohen Generalisierungseffekt hat, müssen oft nicht alle Trigger der Liste bearbeitet werden. Es sollte daher nach jeder Triggerbearbeitung noch einmal überprüft werden, ob sich die weiteren Trigger noch vorhanden sind.

INFO 40 • E

Bearbeitung von Zukunftsprojektionen

Bei der Bearbeitung möglicher zukünftiger Belastungssituationen geht es darum, letzte Reste des Erinnerungsnetzwerks, die in die Zukunft projizieren, aufzulösen. Gibt es zukünftige Situationen, die die Patientin aufgrund dessen, was geschehen ist, als angsteinflößend empfindet?

Wie führe ich eine Zukunftsprojektion durch?
Die Arbeit mit der zukünftigen Situation erfolgt mit dem Ablaufschema (Phase 3 bis 7). Zu beachten ist, dass der Fokus hier die Katastrophenfantasie der Zukunft ist.

Vor Beginn von Phase 3 wird daher gefragt:

»Wenn Sie an die zukünftige Situation denken, welche Katastrophenfantasie kommt dann in Ihnen auf?«

Die Bewertungsphase wird dann mit dem schlimmsten Bild der Katastrophenfantasie begonnen.

Bei der Rückkehr zum Ausgangsereignis (am Kanalende) wird gefragt:
»Wenn Sie jetzt noch einmal an die zukünftige Situation denken … was ist dann da jetzt?«

Da die befürchtete Situation noch in der Zukunft liegt, muss der SUD vor Beginn der Verankerungsphase nicht bei Null sein, er sollte aber angemessen niedrig sein.

INFO 41 • E

Affektbrücke

Die Technik der Affektbrücke kann eingesetzt werden, um Verbindungen zwischen Erinnerungsnetzwerken zu finden. Ausgangspunkte stellen hier gegenwärtige Probleme und Belastungen im Alltag unserer Patientinnen dar. Im DeprEnd® wird diese Technik standardmäßig eingesetzt, um die Schlüsselerinnerung eines negativen Überzeugungssystems (z. B. »Ich bin wertlos«) zu finden.

Praktische Schritte

- Evaluieren einer belastenden Situation der Gegenwart, z. B. »Streit mit der Kollegin«, diese stellt den ersten Knoten dar.
- Bewerten dieser Situation: Bild des schlimmsten Moments, Negative Kognition, Positive Kognition, Affekt, SUD, Körpergefühl
- Suche nach einer damit verbundenen Erinnerung:
  »Blenden Sie das Bild aus! Achten Sie auf die negative Kognition und das Körpergefühl. Gehen Sie zurück in die Vergangenheit, lassen Sie eine Situation auftauchen, wo Sie diese Worte, dies Gefühl schon einmal erlebt haben!«
- Reprozessieren der alten Erinnerung (Knoten 2) bis SUD = 0 mit Phase 3 bis 5 entsprechend EMDR-Standardablauf.
- Überprüfung des ersten Knotens: Wie hoch ist der SUD jetzt? Da dieser nun oft schon beträchtlich gesunken ist, bietet es sich hier an, die eventuell noch vorhandenen Reste ebenfalls zu reprozessieren.

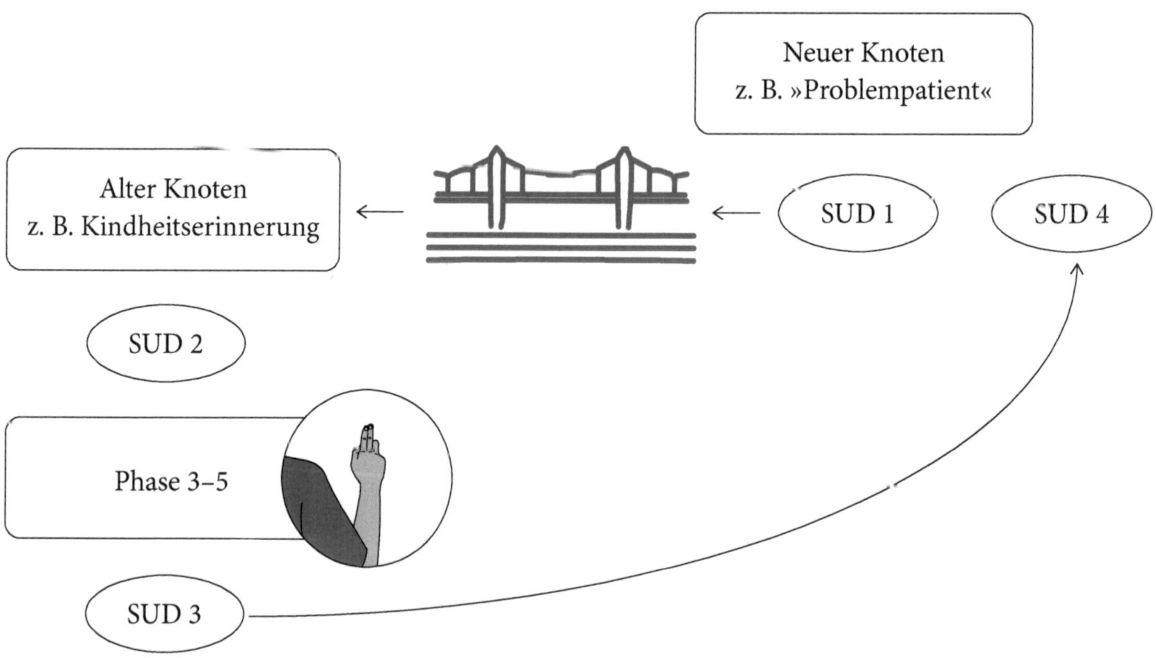

Abbildung Die Affektbrücke

7 FAQ

In diesem Kapitel finden sich Antworten auf Fragen, die in der praktischen Arbeit mit EMDR häufig auftauchen. Das in diesem Buch beschriebene Vorgehen (Standardablauf und Standardprotokoll) bildet die Grundlage für die in der Praxis sehr weitgefächerte, kreative und vielschichtige EMDR-Therapie mit einer Vielzahl von Störungsbildern und den spezifischen Anpassungen und Abwandlungen, die hierfür erforderlich sind. In Kapitel 11 »Wo kann ich mehr erfahren?« finden sich Hinweise zu weiterführender Literatur.

Für die Anwendung von EMDR ist es wichtig, neben dem Verständnis der Theorie vor allem die praktische Anwendung zu üben. Die von der Fachgesellschaft EMDRIA Deutschland e.V. und EMDR Europe zertifizierte Ausbildung, die einen sehr hohen Praxisanteil und Supervision beinhaltet, ist daher dringend zu empfehlen.

Informationsmaterial dieses Kapitels

INFO 42 FAQ: Anamnese und Vorbereitungsphase (Phase 1 und 2)
Dieses Informationsblatt behandelt Fragen, die in der Anamnesephase und der Phase der Vorbereitung und Stabilisierung häufig auftreten.

INFO 43 FAQ: Ressourcen
Hier werden Hilfestellungen zu typischen Problemen gegeben, die bei der Arbeit mit Ressourcentechniken auftreten.

INFO 44 FAQ: Erinnerungsbearbeitung (Phase 3–8)
Auf diesem Infoblatt werden häufige Fragen zu den Phasen 3 bis 8 der EMDR-Therapie beantwortet.

INFO 42 • E

FAQ: Anamnese und Vorbereitungsphase (Phase 1 und 2)

Auf der Traumalandkarte finden sich mehrere belastende Lebensereignisse mit einem hohen SUD. Wie lege ich die Bearbeitungsreihenfolge fest?
In der klinischen Praxis kommt es sehr häufig vor, dass Patienten mehrere belastende Lebensereignisse berichten. Hier ist es wichtig, sich noch mal das AIP-Modell zu vergegenwärtigen: Es gibt einen Anlass, warum der Patient, auch wenn er schon viele Belastungen erlebt hat, jetzt in die Therapie kommt. Der Therapeut sollte sich also zunächst fragen, welche Symptome den Patienten aktuell belasten und wann diese zuerst aufgetreten sind. Dann wird die »AIP-Brille« aufgesetzt: Gibt es ein belastendes Lebensereignis, das diese Symptome ausgelöst hat? Wenn sich so ein Ereignis findet, sollte dies zuerst bearbeitet werden. Anschließend kann mit dem Patienten ein zweiter Blick auf die Traumalandkarte geworfen werden: Welche Ereignisse sind jetzt noch belastend? Nicht selten hat die Verarbeitung einer belastenden Erinnerung auch einen Transfereffekt auf andere Traumanetzwerke. Wenn noch Belastung vorliegt, wird dann im Folgenden mit dem Patienten eine sinnvolle Bearbeitungsreihenfolge festgelegt. Neben dem Belastungsgrad ist hier auch relevant, inwieweit eine Erinnerung biologisch aktiv ist, also sich durch Symptome wie Intrusionen, Albträume oder auch spontan auftretende Affektbrücken im Alltag des Patienten zeigt.

Mein Patient hat vor zwei Wochen ein Trauma erlebt. Kann ich das mit EMDR bearbeiten?
Auch kurz zurückliegende Traumatisierungen können effektiv mit EMDR behandelt werden. Forschungsergebnisse hierzu zeigen, dass frühe Interventionen mit EMDR, z. B. auch im Rahmen der Erstversorgung bei Unglücken oder Katastrophen, zu einem schnellen Rückgang der Symptome akuter Belastung führen und zudem eine Chronifizierung verhindern. Da zu einem so frühen Zeitpunkt allerdings noch keine Konsolidierung der Gedächtnisinhalte stattgefunden hat, wurde hierfür ein etwas abgewandeltes Protokoll entwickelt. Literaturhinweise dazu finden sich auf **INFO 51** »Literatur zu spezifischen Anwendungsgebieten der EMDR-Therapie und hilfreiche Websites«.

Ich vermute das mein Patient in der Kindheit ein Trauma erlebt hat, er hat aber keine konkreten Erinnerungen daran. Kann ich trotzdem mit EMDR arbeiten?
Im EMDR ist das Einstellen eines guten Fokus sehr wichtig, um gute Ergebnisse zu erzielen. Um zu entscheiden, ob an einem traumatischen oder belastenden Lebensereignis gearbeitet werden kann, sollten zumindest die Umrisse dieses Traumas sichtbar sein. EMDR sollte nicht als »Traumafinder« benutzt werden. Liegt der Verdacht vor, dass ein Patient frühe Traumatisierungen erlitten hat, diese aber derzeit nicht erinnerbar sind, sollte zunächst an aktuellen Belastungen gearbeitet und Ressourcen installiert werden. In manchen Fällen tauchen dann im Therapieverlauf vormals dissoziierte Erinnerungen wieder auf. Dann können diese bei ausreichender Stabilität mit EMDR bearbeitet werden.

Wie lange muss ich einen Patienten stabilisieren, um mit EMDR zu arbeiten?
Die Phase der Vorbereitung und Stabilisierung wird immer auf den jeweiligen Patienten individuell zugeschnitten. Es ist durchaus möglich, sehr schnell mit EMDR zu arbeiten, wenn beispielsweise ein Monotrauma bei einem ansonsten sehr ressourcenstarken Patienten vorliegt.

Da auch die Bearbeitung belastender Erinnerungen zu einer Belastung des Patienten und zu einer zeitweisen Verringerung des Wohlbefindens und der psychischen Stabilität führen kann, ist es wichtig, externe Belastungsfaktoren im Blick zu haben und in der Behandlungsplanung zu berücksichtigen.

Andererseits ist zu erwarten, dass die Bearbeitung einer belastenden Erinnerung und die damit verbundene Abnahme von Symptomen wie beispielsweise Flashbacks oder Albträumen einen entlastenden Effekt hat und somit maßgeblich zur Stabilisierung eines Patienten beitragen kann.

FAQ: Ressourcen

Absorptionstechnik: Was mache ich, wenn mein Patient für eine Fähigkeit keine eigenen Erinnerungen findet?
Die Absorptionstechnik (**INFO 28** »Vorbereitungs- und Stabilisierungsphase: Ressourcenarbeit«) lässt sich hervorragend auch bei Patienten anwenden, die über wenig Ressourcen verfügen, beispielsweise bei komplex traumatisierten Patienten. Bei der Aktivierung der spezifischen Fähigkeiten empfiehlt es sich immer, erst nach eigenen Erinnerungen an diese Fähigkeiten zu suchen. Wenn in Einzelfällen keine konkrete Erinnerung, z. B. an die Fähigkeit »Mut«, angesteuert werden kann, darf der Therapeut sich eines kleinen Kniffs bedienen und über die Einbeziehung von Spiegelneuronen diese Fähigkeit aktivieren. Praktisch wird dies durch die Frage nach Repräsentanzen für diese Fähigkeit im Alltagsleben des Patienten umgesetzt. So wird z. B. gefragt: »Gibt es ein Tier, das Sie mit der Fähigkeit, mutig zu sein, verbinden?« oder »Gibt es eine Person, entweder aus Ihrem Umkreis oder auch eine Figur aus Film oder Fernsehen, die sie mit der Fähigkeit Mut verbinden?« Anschließend wird der Patient gebeten, das Tier oder die Person kurz zu imaginieren, und dann wird geprüft, wo die aktivierte Fähigkeit (z. B. Mut) jetzt im Körper spürbar ist.

Mein Patient sagt bei der Durchführung der Übung »Wohlfühlort«, dass das Bild verschwindet, sobald er die Augen bewegt. Mache ich etwas falsch?
Für viele Patienten ist es nicht möglich, ein Bild zu imaginieren und gleichzeitig mit den Augen den Fingern zu folgen. Das ist normal und keineswegs ein Indiz dafür, das die Ressourceninstallation nicht erfolgreich ist. Eine Ressource wird in der EMDR-Therapie immer als positives Körperstate verstanden. Wenn das Bild während der Stimulation verschwindet, das angenehme Körpergefühl aber gehalten werden kann, ist dies als positiv zu bewerten.

Der Therapeut sollte dies seinem Patienten gegenüber normalisieren und ihn ermutigen, sobald die bilaterale Stimulation in Gange ist, einfach das, was innerlich geschieht zuzulassen.

Mein Patient kann bei der Einübung der Ressourcentechniken nichts Positives im Körper spüren. Was kann ich tun?
Hier lohnt es sich, als Therapeut nochmal genau hinzuschauen: Ist dic ausgewählte Situation wirklich gut gewählt? Nicht selten wählen Patienten Situationen aus, die ambivalent sind. Beispielsweise für die Fähigkeit »Mut« eine Streitsituation, in der sie sich zwar behauptet haben, die aber auch andere Emotionen wie Wut oder Trauer auslöst. In diesem Fall sollte nach einer anderen Erinnerung gesucht werden.

Dasselbe gilt auch für den Wohlfühlort, auch hier werden gelegentlich Orte ausgewählt, die widersprüchliche Emotionen auslösen. Eine hilfreiche Strategie kann hier sein, Patienten zu instruieren, einen Ort in der Natur zu imaginieren, der für sie mit Wohlbefinden assoziiert ist.

In manchen Fällen liegt die fehlende Rückmeldung positiver Körperempfindungen daran, dass es Patienten schwerfällt, ihr körperliches Befinden wahrzunehmen und zu verbalisieren. In diesem Fall ist es hilfreich, dies zu trainieren und durch Fragen oder Hilfestellungen zu unterstützen: »Es darf auch ein ganz kleines Gefühl sein« oder »Achten Sie darauf, was sich im Körper verändert, wenn Sie jetzt an den Wohlfühlort denken«.

FAQ: Erinnerungsbearbeitung (Phase 3–8)

In der Bewertungsphase werden zwei Bilder vom schlimmsten Moment berichtet. Wie entscheide ich, mit welchem ich arbeite?
Wenn sich der Patient nicht entscheiden kann, welches Bild schlimmer ist, wird er gebeten, beide Bilder »nebeneinander zu stellen« und ein Set bilaterale Stimulation durchgeführt. In der Regel verschwindet eines der Bilder dabei, sodass dann mit dem verbleibenden Bild weitergearbeitet werden kann.

Während der Phase 4 (Reprozessierungsphase) gibt mein Patient mir das Stopp-Signal. Wie reagiere ich angemessen darauf?
Zunächst einmal ist es wichtig, das Stopp-Signal zu respektieren, die bilaterale Stimulation kurz anzuhalten und zu erfragen, warum das Stopp-Signal gegeben wurde. Anschließend sollte gemeinsam mit dem Patienten besprochen werden, wie und ob weitergearbeitet werden kann. In vielen Fällen ist dies der Fall, und es ist auch empfehlenswert, da die Verarbeitung zu diesem Zeitpunkt oftmals noch nicht abgeschlossen ist.

Wenn ein Patient das Stopp-Signal gegeben hat, weil er sich überflutet fühlt oder Angst vor dem hat, was noch kommen könnte, kann der Therapeut den Patienten noch mal darin unterstützen, sich zu erden, z. B. über die Atmung und kurze Orientierung im Raum oder eine hilfreiche Metapher anbieten and dann mit Einverständnis des Patienten den Prozess fortsetzen.

Wichtig

Wird der Prozess nur kurz unterbrochen, kann direkt im Kanal weitergearbeitet werden. Ist die Unterbrechung länger, sollte der Therapeut den Patienten erneut fokussieren lassen, indem er den Patienten noch einmal bittet, mit dem Ausgangsereignis Kontakt aufzunehmen und zu prüfen, was jetzt da ist.

Sollte ein Patient tatsächlich nicht mehr fortfahren wollen oder Therapeut und Patient zu der Einschätzung kommen, dass der Patient zu weit außerhalb des Toleranzfensters ist, empfiehlt es sich, den Prozess an dieser Stelle zu beenden und dem Patienten eine Distanzierungsübung anzubieten.

In der Phase 4 kommt es zu einer heftigen Abreaktion des Patienten, er schluchzt und zittert. Soll ich an dieser Stelle die bilaterale Stimulation stoppen?
Hierbei handelt es sich um das sogenannte emotionale Reprozessieren. Solange der Patient von sich aus kein Stopp-Signal gibt, ist es wichtig, den Prozess, und damit auch die bilaterale Stimulation, weiterlaufen zu lassen. Hilfreich ist hier immer die Wellenmetapher: Die emotionale Reaktion ist wie eine Welle im Meer, die sich aufbaut und dann an irgendeinem Punkt bricht. Das bedeutet, die emotionale Reaktion sollte erst abklingen, bevor die bilaterale Stimulation beendet wird. Das bedeutet auch, dass in diesem Fall das Set gegebenenfalls deutlich länger sein kann. Dabei ist es wichtig, den Patienten verbal zu unterstützen (»Gut so«, »Bleiben Sie dran« etc.) und ihm gegebenenfalls eine Metapher oder Erdungstechnik zur Unterstützung anzubieten. So könnte der Therapeut während der bilateralen Stimulation daran erinnern, den Atem nicht anzuhalten, oder den Patienten bitten, währenddessen die Füße fest in den Boden zu drücken.

FAQ: Erinnerungsbearbeitung (Phase 3–8)

Wie gehe ich mit Dissoziation in der Phase 4 um?
Hier ist zu unterscheiden, ob es sich um peritraumatische oder um strukturelle Dissoziation handelt. Unter peritraumatischer Dissoziation verstehen wir dissoziative Reaktionen während und unmittelbar nach einem traumatischen Ereignis. Sie ist abzugrenzen von struktureller Dissoziation, die zur Abspaltung innerer Anteile und Zustände führt, die dann ein Eigenleben entwickeln können. Letzteres findet sich oft bei komplex traumatisierten Patienten. Die Arbeit mit EMDR bedarf hier einer größeren Anpassung und erfordert neben guten therapeutischen Kenntnissen über die Arbeit mit Komplextrauma Handwerkszeug und Strategien zum Umgang mit Herausforderungen, die sich im EMDR-Prozess stellen. Die Arbeit mit strukturell dissoziativen Patienten mit EMDR bedarf nach der Basisausbildung einer vertieften Ausbildung im EMDR.

Handelt es sich um peritraumatische Dissoziation, beispielsweise das Gefühl, den eigenen Unfall im Zeitraffer oder als Zeitlupenerleben zu sehen, oder das Gefühl, alles von außen zu beobachten, so kann und sollte dieses stimuliert und reprozessiert werden, um eine gute Verarbeitung des belastenden Ereignisses zu erzielen.

Auch hier gilt: So lange der Patient kein Stopp-Zeichen gibt, gilt es, dem Prozess zu folgen und zu stimulieren.

Die Kanäle sind sehr lang und der Prozess scheint nur schleppend voranzugehen. Was kann ich tun?
Wenn ein Kanal sehr lang ist, deutet das nicht selten darauf hin, dass dem Patienten Ressourcen oder adaptive Information zum Verarbeiten des belastenden Materials fehlen.

Die Gründe hierfür könnten vielfältig sein: Es könnte sich um eine nicht ausreichende Stabilisierung handeln, eine zu geringe Affekttoleranz oder auch Fehler in der Behandlungsplanung. In diesem Fall sollte noch einmal in die Phase 2 zurückgegangen und ressourcenorientiert gearbeitet werden. Dabei sollte die Frage, welche konkreten Ressourcen der Patient braucht, um das belastende Lebensereignis zu verarbeiten, im Vordergrund stehen.

Die Sitzung neigt sich dem Ende entgegen und es ist kein Kanalende in Sicht. Wie kann ich die Sitzung dennoch gut beenden?
In diesem Fall empfiehlt es sich, an einer »seichten Stelle« im Kanal, einer Stelle mit möglichst wenig emotionaler Ladung, zu stoppen. Das assoziative Material im Kanal unterliegt Schwankungen und ist nicht immer gleich belastend. Mit der Uhr im Blick sollte der Prozess dann beendet werden und die Sitzung wie auf dem **INFO 37** »Abschluss einer Sitzung mit Erinnerungsverarbeitung« beschrieben, abgeschlossen werden.

II EMDR im Einsatz

8 Fallbeispiele

In diesem Kapitel werden zwei unterschiedliche Patienten vorgestellt, die mit EMDR behandelt wurden. Bei beiden Patienten wird eine Sitzung mit Erinnerungsverarbeitung im Wortlaut dargestellt.

Informationsmaterial dieses Kapitels

INFO 45 Fallbeispiel: Die Krankenschwester

INFO 46 Fallbeispiel: Der Rettungssanitäter

Fallbeispiel: Die Krankenschwester

Die Patientin Frau M. ist Krankenschwester. Vor 18 Monaten arbeitete Frau M. auf der Unfallchirurgie. Sie waren zu zweit auf Station. Eine Patientin wartete auf ihre Entlassung. Es handelte sich um eine ältere Patientin, möglicherweise etwas dement. Diese Patientin war, während sie wartete, sehr aggressiv. Frau M. versuchte, sie zu beruhigen. »Dann hat sie mich plötzlich von hinten angegriffen und gewürgt. Es war eine gefährliche, skurrile Situation.«

Kurz danach hatte Frau M. Feierabend, dann, so sagt sie, »war es weg«. Als sie wieder im Dienst war, wollte sie darüber sprechen, wurde aber ziemlich abgebügelt. Sie ging weiter zum Dienst. Drei Monate lang bekam sie das irgendwie hin, auch weil sie zwischendurch auf einer anderen Teilstation eingesetzt war. Als sie wieder auf diesen Teil der Station zurückkam, ging es nicht mehr, besonders, wenn demente Personen kamen. Sie verspürte eine große, übermächtige Angst. »Schlägt jemand zu? Greift mich jemand an?«

In der Folgezeit wurde es immer schlechter. Die Patientin litt an Einschlafstörungen, Gedanken an den Überfall und Bilder davon ging ihr durch den Kopf, begleitet von der Frage: »Kann ich überhaupt noch mit alten, kranken Menschen arbeiten? Schaffe ich das?« Alles begleitet von einer großen Angst und einem ständigen Hyperarousal. Sprechen mochte sie darüber mit niemandem.

Frau M. kommt auf Anraten ihres Psychiaters in unsere Praxis. Die Patientin zeigt bei der Testung hohe Werte im *Traumascreening-Fragebogen TSF* sowie in der *Impact of Event Scale IES*. Sie zeigt alle Symptome einer Posttraumatischen Belastungsstörung.

Wir schlagen ihr vor, dieses Ereignis mit EMDR zu bearbeiten. Frau M. möchte sich gerne darauf einlassen, hat allerdings sehr viel Respekt vor dieser Arbeit.

Zunächst wird Frau M. die Technik des EMDR gezeigt, dann verankern wir einen sicheren Ort. Es ist ein Ort an der Nordsee, am Wasser. Frau M. empfindet Glück, Ruhe und Zufriedenheit, das gute Wort, das damit einhergeht, ist das Wort Ruhe.

Im Folgenden lesen Sie das Transkript der Therapiesitzung.

T: Bevor wir mit unserer Arbeit an der traumatischen Erinnerung mit dem Würgeerlebnis durch Ihre Patientin beginnen, schlage ich Ihnen vor, dass wir eine Ankerübung machen. Diese Ankerübung nennen wir den sicheren Ort. Können Sie sich in Ihrer Fantasie einen guten, sicheren Ort vorstellen, vielleicht einen Ort, an dem Sie mal waren oder einen Fantasieort?

P: Ja, das ist ein Ort an der Nordsee, am Wasser.

T: Wenn Sie an diesen Ort denken, ihn sich vor Ihr inneres Auge holen, welche Gefühle gehen damit einher?

P: Das ist Glück, Ruhe und Zufriedenheit.

T: Wo spüren Sie das im Körper?

P: Das spüre ich in der Brust.

T: Dann achten Sie darauf, und dann folgen Sie meinen Fingern mit den Augen.

(Es folgt ein Set langsame bilaterale Stimulation.)

T: Wie ist das jetzt?

P: Das kann ich gut spüren.

T: Dann achten Sie nochmal darauf und folgen Sie wieder meinen Fingern mit den Augen.

(Es folgt ein weiteres Set langsame bilaterale Stimulation.)

Fallbeispiel: Die Krankenschwester

T: Und wie ist das jetzt?

P: Jetzt spüre ich das gute Gefühl noch ein bisschen stärker in der Brust.

T: Dann bleiben Sie nochmal dabei und folgen Sie wieder meinen Fingern mit den Augen.

(Es folgt ein weiteres Set langsame bilaterale Stimulation.)

T: Wie ist das jetzt?

P: Das ist jetzt so geblieben wie eben.

T: Gibt es ein Wort, das mit diesem Ort und diesem Gefühl einhergeht?

P: Ruhe.

T: Dann achten Sie jetzt nochmal auf Ihren schönen Ort an der Nordsee am Wasser, spüren Sie hin zu dem Gefühl von Glück, Ruhe und Zufriedenheit, spüren Sie es in Ihrer Brust. Dann folgen Sie meinen Fingern mit den Augen und denken Sie dabei das Wort Ruhe.

(Es folgt ein Set langsame bilaterale Stimulation.)

T: Und wie ist das jetzt?

P: Das fühlt sich gut an.

T: Achten Sie nochmal drauf, spüren Sie nochmal hin im Körper, dann folgen Sie meinen Fingern mit den Augen und denken Sie noch mal dabei das Wort Ruhe.

(Es folgt wieder ein Set langsame bilaterale Stimulation.)

T: Und wie ist das jetzt?

P: Das ist immer noch gut.

T: Okay, dann machen wir das jetzt einmal ohne die Finger. Denken Sie das Wort Ruhe, gehen Sie damit an Ihren guten Ort an der Nordsee am Wasser, bis Sie wieder das gute Gefühl spüren können, bis Sie es im Körper spüren können. Wenn Sie da sind, dann sagen Sie es mir.

P: Ich bin schon da.

T: Super, auf diese Weise können Sie jederzeit auch zu Hause an Ihren guten Ort gehen, auch ohne die Finger.

P: Ja, das ist eine gute Idee.

T: Und jetzt lassen Sie uns doch an dem traumatischen Ereignis mit Ihrer Patientin arbeiten, unter dem Sie immer noch leiden.
Wenn Sie jetzt an dieses Ereignis denken, welches Bild stellt den schlimmsten Teil des Vorfalls dar?

P: Wo sie von hinten zudrückt.

T: Welche Worte gehen damit einher? Was ist das Schlimmste, was Sie da über sich sagen?

P: Ich ersticke.

T: Und was würden Sie heute gerne über sich sagen anstelle von »Ich ersticke«?

P: Ich atme.

T: Wenn Sie jetzt mit diesem schlimmsten Bild vom schlimmsten Moment in Kontakt sind, wie stimmig fühlen sich dann diese Worte »Ich atme« an auf einer Skala von 1 bis 7, wo 1 »völlig falsch« und 7 »völlig richtig und stimmig« ist? So vom Bauch her?

Fallbeispiel: Die Krankenschwester

P: Das ist so eine 3 bis 4.

T: Wenn Sie mit dem Bild in Kontakt sind, wo sie von hinten zudrückt, und diesen Worten »Ich ersticke« – welches Gefühl kommt dann jetzt in Ihnen auf?

P: Das ist Angst, Panik!

T: Wie belastend fühlt sich das jetzt grad an auf einer Skala von 0 bis 10, wo 0 »keine Belastung« und 10 die maximal vorstellbare ist?

P: Das ist so ungefähr eine 6.

T: Und wo spüren Sie das im Körper?

P: Das ist in der Brust.

T: Dann achten Sie jetzt nochmal einmal auf das Bild, wo sie von hinten zudrückt, und diese Worte »Ich ersticke« und dieses Gefühl in der Brust, und dann folgen Sie nur meinen Fingern mit den Augen.

(Es folgt ein Set bilaterale Stimulation [BLS].)

T: Blenden Sie aus, atmen Sie durch. Was ist da jetzt?

P: Ich bin unruhig

T: Gehen Sie damit weiter.

(BLS)

T: Blenden Sie aus, atmen Sie durch. Was ist da jetzt?

P: Ich kann nicht tief atmen.

T: Gehen Sie damit weiter.

(BLS)

T: Blenden Sie aus, atmen Sie durch. Was ist da jetzt?

P: Es ist besser.

T: Gehen Sie damit weiter.

(BLS)

T: Blenden Sie aus, atmen Sie durch. Was ist da jetzt?

P: Jetzt kann ich durchatmen.

T: Gehen Sie damit weiter.

(BLS)

T: Blenden Sie aus, atmen Sie durch. Was ist da jetzt?

P: Ich bin ruhig.

T: Wenn Sie jetzt noch mal an diese ganze Geschichte denken, was ist dann da jetzt oder was taucht auf?

P: Jetzt habe ich das Bild nochmal vor Augen.

T: Gehen Sie damit weiter.

(BLS)

T: Blenden Sie aus, atmen Sie durch. Was ist da jetzt?

Fallbeispiel: Die Krankenschwester

P: Jetzt ist das Bild weit weg.

T: Gehen Sie damit weiter.

(BLS)

T: Blenden Sie aus, atmen Sie durch. Was ist da jetzt?

P: Jetzt belastet es nicht mehr.

T: Gehen Sie damit weiter.

(BLS)

T: Blenden Sie aus, atmen Sie durch. Was ist da jetzt?

P: Jetzt ist es fast weg.

T: Gehen Sie damit weiter.

(BLS)

T: Blenden Sie aus, atmen Sie durch. Was ist da jetzt?

P: Jetzt ist da was anderes, Neutrales.

T: Wenn Sie jetzt noch mal an diese Geschichte denken, was ist dann da jetzt?

P: Das ist irgendwie weg.

T: Fühlt sich da jetzt noch irgendwas belastend an?

P: Nein, jetzt im Moment nicht.

T: Auf einer Skala von 0 bis 10, wo 0 keine Belastung bedeutet und 10 die für Sie maximal vorstellbare, wie belastend fühlt es sich jetzt an?

P: Da ist jetzt keine Belastung mehr, das ist eine 0.

T: Und die Worte, die Sie vorhin mal hatten, »Ich atme«, stimmen diese Worte immer noch oder gibt es einen besseren Satz?

P: Nein, »Ich atme«, das fühlt sich gut an.

T: Wenn Sie jetzt nochmal mit den Resten dieser Erinnerung in Kontakt gehen, wie stimmig fühlt sich dann »Ich atme« an, jetzt, auf einer Skala von 1 bis 7, wenn 1 »völlig falsch« und 7 »völlig richtig und stimmig« ist?

P: Das ist eine 7.

T: Und wo spüren Sie die 7 im Körper?

P: Die spüre ich in der Brust, dem ganzen Brustkorb, das ist ein gutes Gefühl.

T: Dann achten Sie jetzt nochmal auf die letzten Reste der Erinnerung, zusammen mit diesen Worten »Ich atme«. Spüren Sie hin in Ihrem Körper, in Ihrer Brust, und dann folgen Sie meinen Fingern mit den Augen.

(BLS)

T: Und wie ist das jetzt?

P: Das ist ein sehr gutes, befreiendes Gefühl.

T: Achten Sie nochmal darauf, folgen Sie meinen Fingern mit den Augen. Ich atme. Spüren Sie hin.

(BLS)

T: Und wie ist das jetzt?

Fallbeispiel: Die Krankenschwester

P: Das ist richtig gut, das ist jetzt so geblieben.

T: Dann können wir das, glaube ich, wunderbar dabei lassen.
Schließen Sie jetzt nochmal einmal Ihre Augen, und dann gehen Sie einmal durch den ganzen Körper und sagen Sie mir, was Sie im Körper spüren.

P: Ich fühle mich jetzt gerade sehr entspannt, wie schon lange nicht mehr.

T: Und nichts Unangenehmes im Körper?

P: Nein, das fühlt sich alles ganz ruhig an.

T: Dann lassen Sie uns diese Arbeit hier beenden. Manchmal kann nach so einer Sitzung noch etwas nachprozessieren. Bilder können noch mal auftauchen, im Traum oder auch so. Wenn etwas Belastendes kommt während der nächsten Tage, machen Sie gerne eine Notiz und bringen Sie es zu unserer nächsten Stunde mit. Wenn etwas sehr Belastendes sein sollte, dürfen Sie mich, wie Sie wissen, jederzeit kontaktieren.

In der folgenden Stunde berichtet die Patientin Frau M., dass nach der Sitzung nichts Unangenehmes aufgetreten sei. Der Übergriff sei jetzt sehr weit weg. Auch heute könne sie keine Belastung dazu mehr spüren. Das Einzige, was sie noch belaste, sei eine kleine Zukunftsangst, dass sie, wenn sie wieder in der Pflege arbeite, vielleicht doch noch mal in so eine Hilflosigkeitssituation zurückgleiten könne. Diese Zukunftsangst wurde dann zum Fokus einer weiteren EMDR-Sitzung.

Zum Abschluss der Behandlung sagte die Patientin, es gehe ihr sehr gut. Sie fühle sich jetzt gut gewappnet. Es sei erstaunlich, was das EMDR bewirkt habe.

In der Testung mit dem IES nach der Behandlung zeigte sich eine vollständige Remission der Symptomatik.

Fallbeispiel: Der Rettungssanitäter

Herr L. ist Rettungssanitäter seit vielen Jahren. Er war Zeuge sehr vieler schwerer und belastender Ereignisse, hat unzähligen Menschen das Leben gerettet, war aber auch bei manchen Todesfällen dabei. Nach so vielen Jahren zeigt er Symptome eines Burn-outs. Als wir näher hingucken, sehen wir, dass es dabei belastende Ereignisse gibt, die nicht gut verarbeitet worden sind. Daher machen wir Herrn L. den Vorschlag, diese mit EMDR zu bearbeiten, damit sie »verdaut« werden können. Nach einigen Anfangsschwierigkeiten ist Herr L. gerne dazu bereit. Im Folgenden stellen wir hier eine EMDR-Sitzung dar, die den bisher nicht verarbeiteten und daher immer noch belastenden Tod eines Verkehrsopfers im Fokus hat.

T: Mit welcher Erinnerung möchten Sie heute arbeiten?

P: Es ist die Erinnerung an diesen Verkehrsunfall, wo diese junge Frau in meinen Armen verstorben ist.

T: Welches Bild stellt den schlimmsten Teil dieses Ereignisses dar?

P: Es sind die Augen dieser jungen Frau und die Berührung.

T: Welche Worte gehen mit diesem Bild einher? Was ist das Schlimmste, was Sie da über sich sagen?

P: Ich bin hilflos.

T: Und was möchten Sie heute gerne über sich sagen anstelle von »Ich bin hilflos«?

P: Ich möchte gerne sagen, ich habe getan, was ich konnte.

T: Wie stimmig fühlen diese Worte sich jetzt grad an, wenn Sie mit dem Bild in Kontakt sind, auf einer Skala von 1 bis 7, wenn 1 »völlig falsch« und 7 »völlig richtig und stimmig« ist?

P: Das fühlt sich so ungefähr 3 an.

T: Wenn Sie mit dem Bild in Kontakt sind und mit diesen Worten »Ich bin hilflos«, welches Gefühl kommt dann jetzt in Ihnen auf?

P: Angst und mir ist unwohl.

T: Auf einer Skala von 0 bis 10, wo 0 »keine Belastung« bedeutet und 10 die für Sie maximal vorstellbare Belastung, wie belastend fühlt es sich jetzt im Moment grad an?

P: Das ist eine 7.

T: Und wo spüren Sie das im Körper?

P: Das spüre ich in meinem Kopf und in meiner Brust.

T: Dann gehen Sie jetzt nochmal einmal mit diesem Bild in Kontakt, den Augen der jungen Frau und der Berührung, und den Worten »Ich bin hilflos«. Spüren Sie hin in Ihrem Kopf und in Ihrer Brust, und dann folgen Sie nur meinen Fingern mit den Augen.

(Es folgt ein Set bilaterale Stimulation [BLS].)

T: Blenden Sie aus, atmen Sie durch. Was ist da jetzt?

P: Jetzt ist es noch präsenter.

T: Gehen Sie damit weiter.

(BLS)

T: Blenden Sie aus, atmen Sie durch. Was ist da jetzt?

P: Ich spüre es doll, ich kriege schlecht Luft.

T: Gehen Sie damit weiter.

Fallbeispiel: Der Rettungssanitäter

(BLS)

T: Blenden Sie aus, atmen Sie durch. Was ist da jetzt?

P: Ich spüre eine Schwere.

T: Gehen Sie damit weiter.

(BLS)

T: Blenden Sie aus, atmen Sie durch. Was ist da jetzt?

P: Jetzt ist es weiter weg.

T: Gehen Sie damit weiter.

(BLS)

T: Blenden Sie aus, atmen Sie durch. Was ist da jetzt?

P: Jetzt sehe ich, wie wir im Fußraum das EKG machen.

T: Gehen Sie damit weiter.

(BLS)

T: Blenden Sie aus, atmen Sie durch. Was ist da jetzt?

P: Jetzt verblasst es.

T: Gehen Sie damit weiter.

(BLS)

T: Blenden Sie aus, atmen Sie durch. Was ist da jetzt?

P: Dann ist sie verstorben.

T: Gehen Sie damit weiter.

(BLS)

T: Blenden Sie aus, atmen Sie durch. Was ist da jetzt?

P: Die weißen Klamotten wurden rot.

T: Gehen Sie damit weiter.

(BLS)

T: Blenden Sie aus, atmen Sie durch. Was ist da jetzt?

P: Jetzt ist es weit weg.

T: Gehen Sie damit weiter.

(BLS)

T: Blenden Sie aus, atmen Sie durch. Was ist da jetzt?

P: Jetzt sind da nur noch Fragmente.

T: Gehen Sie damit weiter.

(BLS)

T: Blenden Sie aus, atmen Sie durch. Was ist da jetzt?

P: Jetzt ist es weit weg, wie vernebelt.

T: Gehen Sie damit weiter.

Fallbeispiel: Der Rettungssanitäter

(BLS)

T: Blenden Sie aus, atmen Sie durch. Was ist da jetzt?

P: Jetzt ist es weg.

T: Wenn Sie jetzt noch mal an das Ereignis denken, was ist dann jetzt da?

P: Dann sehe ich den Innenraum, wo ich sitze.

T: Gehen Sie damit weiter.

(BLS)

T: Blenden Sie aus, atmen Sie durch. Was ist da jetzt?

P: Ich habe mich geschnitten, ich war selbst verletzt.

T: Gehen Sie damit weiter.

(BLS)

T: Blenden Sie aus, atmen Sie durch. Was ist da jetzt?

P: Jetzt sehe ich den Notarztwagen mit der Verstorbenen.

T: Gehen Sie damit weiter.

(BLS)

T: Blenden Sie aus, atmen Sie durch. Was ist da jetzt?

P: Jetzt ist da die Rückfahrt.

T: Gehen Sie damit weiter.

(BLS)

T: Blenden Sie aus, atmen Sie durch. Was ist da jetzt?

P: Die kleine Stadt G., zu der wir gefahren sind, und der Bestatter.

T: Gehen Sie damit weiter.

(BLS)

T: Blenden Sie aus, atmen Sie durch. Was ist da jetzt?

P: Sie wurde auf der Straße umgeladen.

T: Gehen Sie damit weiter.

(BLS)

T: Blenden Sie aus, atmen Sie durch. Was ist da jetzt?

P: Jetzt ist da nichts mehr.

T: Gehen Sie damit weiter.

(BLS)

T: Blenden Sie aus, atmen Sie durch. Was ist da jetzt?

P: Nichts.

T: Wenn Sie jetzt noch mal an das Ereignis denken, was ist dann da jetzt?

P: Es fühlt sich ein bisschen belastend an, als wir sie abgegeben haben.

T: Gehen Sie damit weiter.

Fallbeispiel: Der Rettungssanitäter

(BLS)

T: Blenden Sie aus, atmen Sie durch. Was ist da jetzt?

P: Ich weiß nicht, wo mein Weg hingeht.

T: Gehen Sie damit weiter.

(BLS)

T: Blenden Sie aus, atmen Sie durch. Was ist da jetzt?

P: Anstrengend.

T: Gehen Sie damit weiter.

(BLS)

T: Blenden Sie aus, atmen Sie durch. Was ist da jetzt?

P: Jetzt ist da nichts.

T: Gehen Sie damit weiter.

(BLS)

T: Blenden Sie aus, atmen Sie durch. Was ist da jetzt?

P: Da ist ein Kribbeln.

T: Gehen Sie damit weiter.

(BLS)

T: Blenden Sie aus, atmen Sie durch. Was ist da jetzt?

P: Da ist nichts Greifbares.

T: Wenn Sie jetzt nochmal an das Ereignis denken, was ist dann da jetzt?

P: Ich muss grad nochmal dran denken, wie wir sie abgegeben haben.

T: Gehen Sie damit weiter.

(BLS)

T: Blenden Sie aus, atmen Sie durch. Was ist da jetzt?

P: Jetzt ist da nichts Belastendes mehr.

T: Gehen Sie damit weiter.

(BLS)

T: Blenden Sie aus, atmen Sie durch. Was ist da jetzt?

P: Nichts.

T: Wenn Sie jetzt nochmal an das Ereignis denken, was ist dann da jetzt?

P: Da ist jetzt nichts mehr.

T: Fühlt sich da noch irgendwas belastend an?

P: Nein.

T: Auf einer Skala von 0 bis 10, wo 0 »keine Belastung« bedeutet und 10 die maximale, wie fühlt es sich jetzt an, wenn Sie an die Reste dieses Ereignisses denken?

P: Das ist eine 0.

Fallbeispiel: Der Rettungssanitäter

T: Zu Beginn hatten Sie die Worte »Ich habe getan, was ich konnte«, die Sie gerne in Verbindung mit diesem Ereignis über sich denken würden. Stimmt dieser Satz immer noch oder gibt es einen besseren?

P: Es gibt jetzt einen besseren. Ich war da.

T: Wenn Sie jetzt noch mal an die Reste dieser Erinnerung denken, wie wahr fühlen sich diese Worte, »Ich war da«, dann jetzt für Sie an auf einer Skala von 1 bis 7, wo 1 »völlig falsch« und 7 »völlig richtig und stimmig« ist?

P: Das ist eine 7.

T: Und wo spüren Sie diese 7 im Körper?

P: Die spüre ich im Bauch.

(Es folgt ein Set bilaterale Stimulation.)

T: Und wie ist das jetzt?

P: Das ist immer noch da. Und es taucht mein schöner sicherer Ort auf, die Bank am Limfjord.

T: Bleiben Sie damit nochmal in Kontakt, achten Sie darauf, folgen Sie den Fingern mit den Augen.

(Es folgt ein Set bilaterale Stimulation.)

T: Und wie ist das jetzt?

P: Das ist genauso gut geblieben.

T: Dann schließen Sie einmal die Augen, denken Sie nochmal an die Reste dieser Erinnerung zusammen mit den Worten »Ich war da« und diesem positiven Körpergefühl. Dann gehen Sie damit einmal durch Ihren ganzen Körper, sagen Sie mir, was Sie im Körper spüren.

P: Das ist ein gutes, ruhiges, friedliches Gefühl.

T: Und nichts Unangenehmes?

P: Nein, nichts Unangenehmes.

T: Dann können wir das, glaube ich, wunderbar dabei lassen. Wie Sie wissen, können Dinge manchmal nachprozessieren, es können nochmal Bilder auftauchen oder auch Gedanken an das Ereignis oder auch Träume. Sollte nochmal etwas Unangenehmes auftauchen, machen Sie gerne eine Notiz und bringen Sie es zu unserem nächsten Mal mit. Sollte etwas sehr unangenehm und beunruhigend für Sie sein, können Sie mich gerne auch zwischendurch kontaktieren. Und dann werden wir sehen, wie Sie es verarbeiten.

In der darauffolgenden Sitzung berichtete der Patient, diese alte Geschichte es sei nun sehr weit weg, sie habe ihn aber direkt nach der Sitzung noch bewegt. Jetzt aber habe er das Gefühl, diese und auch andere alte Geschichten abgeschlossen zu haben. Was ihn jetzt bewege, seien die zukünftigen Herausforderungen, insbesondere auf seiner Arbeit.

9 Dos und Don'ts

In diesem Kapitel werden anhand der therapeutischen Strategien praktische Anwendungshinweise für die einzelnen Phasen typischen Fehlern gegenübergestellt. Neben der Vermittlung therapeutischer Strategien werden auch kurze Fallbeispiele geschildert, die typische Behandlungsszenarien aufzeigen.

Informationsmaterial dieses Kapitels

INFO 47 Dos and Don'ts: Vorbereitung und Behandlungsplanung
Auf diesem Informationsblatt werden konkrete Hilfestellungen für die Phase 1 (Anamnesephase) und die Phase 2 (Phase der Stabilisierung und Vorbereitung) aufgeführt und Aspekte der Behandlungsplanung an einem Fallbeispiel verdeutlicht.

INFO 48 Dos und Don'ts: Phase 3 bis 7
Dieses Informationsblatt liefert wichtige Strategien für die Bewertungsphase (Phase 3) und die Phasen des Reprozessierens, die Phase der Verankerung und den Körpertest (Phase 4 bis 6). Typische Fehler werden ebenso wie hilfreiche Praxistipps anhand von konkreten Beispielen aufgezeigt.

INFO 49 Dos und Don'ts: Abschluss und Nachbefragung und Überprüfung
Hier werden therapeutische Strategien zum Abschluss (Phase 7) und der Nachbefragung und Überprüfung (Phase 8) behandelt.

Dos and Don'ts: Vorbereitung und Behandlungsplanung

Dos	▶ Nehmen Sie sich ausreichend Zeit, um sich einen gründlichen Überblick über das klinische Gesamtbild zu verschaffen und eine tragfähige therapeutische Beziehung herzustellen. Das beinhaltet eine gute Diagnostik, biografische Anamnese, einen Überblick über die Alltagssituation des Patienten und die Erstellung einer Trauma- und Ressourcenlandkarte, sowie Psychoedukation und praktische Vorbereitung auf die Arbeit mit bilateraler Stimulation.
	▶ Besprechen Sie die Behandlungsplanung mit dem Patienten. Was traut sich der Patient zu? Ist er schon bereit, mit einer belastenden Erinnerung zu arbeiten? Die Strukturiertheit und das methodische Vorgehen können dazu verleiten, die EMDR-Therapie als mechanische Methode anzusehen, mit der man schnell Ergebnisse erzielen kann. Empfehlenswert ist jedoch, die Phase 1 und 2 sehr individuell zu gestalten und sich die benötigte Zeit für den Aufbau einer tragfähigen Beziehung zu nehmen. Der Patient ist in der EMDR-Therapie auf Augenhöhe, es ist das dem Patienten innewohnende Informationsverarbeitungssystem, das ihn die belastenden Erinnerungen bewältigen lässt. Es macht daher Sinn, ihm das nötige Wissen zu vermitteln, um mitzuentscheiden, wie die Behandlung abläuft, und was er benötigt, um belastende Erinnerungen nachträglich zu verarbeiten.
	▶ Führen Sie mindestens eine Ressourcenübung mit bilateraler Stimulation durch. Das Einüben von Ressourcentechniken liefert uns neben dem stabilisierenden Effekt auf unsere Patienten auch wichtige Hinweise über deren Fähigkeit, mit Ressourcennetzwerken in Kontakt zu kommen oder, anders ausgedrückt, über die Erreichbarkeit adaptiver Informationen. Diese werden benötigt, um traumatische und belastende Erinnerungen nachträglich zu verarbeiten. Zeigt sich bei der Durchführung einer solchen Ressourcenübung, dass Patienten nicht in der Lage sind, einen positiven Körperstate kurz zu halten, ist dies eine wichtige Information für die Behandlungsplanung. In diesem Falle empfiehlt sich der Aufbau von Ressourcen für belastende Alltagssituationen und Realprobleme, z. B. mit IRI oder der Absorptionstechnik, bevor mit der Nachverarbeitung traumatischen Materials begonnen wird.
Don'ts	▶ Zögern Sie bei stark belasteten Patienten nicht, traumatische Erinnerungen zu reprozessieren. Wenn der Patient die vier Tests (**INFO 27** »Vorbereitungs- und Stabilisierungsphase: Ermittlung des Stabilisierungsbedarfs«) bestanden hat und eine Ressource erfolgreich installiert werden konnte, sollte mit dem Einverständnis des Patienten mit der Bearbeitung der traumatischen Erinnerungen zügig begonnen werden. Gerade bei Patienten, die durch ihre Symptome sehr belastet sind, zögern Therapeuten oft. In vielen Fällen ist durch Stabilisierungsmaßnahmen aber keine vollständige Stabilisierung zu erreichen, da das unverarbeitete traumatische Material immer wieder zu Symptomen und damit einer Destabilisierung führt. Anders gesagt, ist die nachträgliche Verarbeitung belastender Erinnerung oft die beste Stabilisierung. Um hier die Balance zwischen ausreichender Stabilisierung und Vorbereitung und zügigem Vorgehen zu schaffen, ist eine gute Supervision durch erfahrende EMDR-Therapeuten unerlässlich.

Dos and Don’ts: Vorbereitung und Behandlungsplanung

Fallbeispiel • Die Behandlung eines Vergewaltigungsopfers

Frau E. stellte sich in unserer Praxis vor, nachdem sie bereits eine ambulante Psychotherapie sowie einen stationären Aufenthalt hinter sich hatte. Sie hatte im Alter von 17 Jahren eine schwere Vergewaltigung erlebt und litt bis heute, zehn Jahre später, an den Folgen. Die Diagnose der Vorbehandler bestätigte sich: Frau E. zeigte das Vollbild einer Posttraumatischen Belastungsstörung. In beiden vorherigen Behandlungen waren stabilisierende Maßnahmen durchgeführt worden, von Imaginationstechniken bis zu Skills zum Managen ihrer hochbelastenden Symptome, wie bspw. Flashbacks, hatte Frau E. vieles erlernt, war aber weiterhin instabil.

Da sich auf der Traumalandkarte außer der Vergewaltigung keine weiteren unverarbeiteten Lebensereignisse fanden und zudem viele Ressourcen genannt werden konnten, wurde in Abstimmung mit der Patientin zügig mit der Vorbereitung auf das Reprozessieren begonnen. Nach der Verankerung des Wohlfühlortes und der Durchführung einer Absorptionstechnik zu einer belastenden Alltagssituation wurde dann mit dem Reprozessieren der Vergewaltigung begonnen. In mehreren Sitzungen reprozessierte Frau E. das schreckliche Erleben, und berichtete bereits nach der ersten Sitzung mit Erinnerungsverarbeitung über einen deutlichen Rückgang ihrer Symptome. Entsprechend des Standardprotokolls der EMDR-Therapie wurden dann Gegenwartsauslöser und Zukunftsprojektionen bearbeitet. Die PTBS-Symptomatik remittierte vollständig, Frau E. konnte ihr Studium wieder aufnehmen und ist bis heute stabil und symptomfrei.

Dos und Don'ts: Phase 3 bis 7

Dos	▶ Die Bewertungsphase kurz halten Diese Phase dient der Aktivierung aller Komponenten des Knotens, eine ausführliche Exploration der einzelnen Elemente sollte hier nicht stattfinden.
	▶ Von der Phase 3 direkt in die Phase 4 übergehen
	▶ In Phase 4 das genannte Material nicht kommentieren, spiegeln, konnotieren Nach der Frage »Was ist jetzt da?« wird die Antwort einfach erneut stimuliert: »Achten Sie darauf und folgen Sie meinen Fingern.« Die therapeutische Haltung an dieser Stelle ist, metaphorisch gesprochen, den Verarbeitungszug fahren zu lassen und als Therapeut »von den Gleisen zu gehen«. Daher findet keine inhaltliche Rückmeldung zu dem vom Patienten genannten Material statt.
	▶ Das Kanalende beachten Hier sollte zweimal direkt hintereinander die Rückmeldung neutraler oder positiver Inhalte erfolgt sein. Dies sollte sowohl verbal als auch nonverbal deutlich zum Ausdruck kommen. Eine Rückmeldung wie bspw. »Es ist schon etwas besser« ist keine neutrale oder positive Rückmeldung, sondern beinhaltet nur den Hinweis auf Veränderung.
	▶ Bei der Rückkehr zum Knoten nach einem Kanalende unspezifisch fragen: »Wenn Sie jetzt zum Ausgangsereignis zurückgehen, was ist jetzt da?« Da wir nicht wissen, was im Knoten während der bilateralen Stimulation passiert ist, fragen wir hier unspezifisch und neutral. Die Antwort wird dann erneut stimuliert.
	▶ Wenn am Knoten keine Belastung mehr berichtet wird, ein weiteres Set bilaterale Stimulation durchführen: Hier soll noch mal geprüft werden, ob sich unter der Stimulation noch ein weiterer Kanal öffnet. Ist dem nicht so, kann der SUD erneut abgefragt werden, andernfalls wird der neu entstandene Kanal weiter stimuliert bis zum Kanalende.
	▶ Die Phase 5 (Verankerungsphase) nur initiieren, wenn der SUD bei Null ist Da bei einem SUD > 0 eindeutig noch Restmaterial vorhanden ist, sollte hier nicht mit der Verankerung der positiven Kognition begonnen werden. In diesem Fall sollte entweder weiter reprozessiert werden oder, wenn bspw. die Zeit dies nicht zulässt, die Sitzung mit dem vorläufigen Abschluss (**INFO 37** »Abschluss einer Sitzung mit Erinnerungsverarbeitung«) beendet werden.

Dos und Don'ts: Phase 3 bis 7

Don'ts	In der Phase 3 eine lange Diskussion über die negative und positive Kognition führen: Eine Diskussion sollte an dieser Stelle unbedingt vermieden werden. Als hilfreich erwiesen hat sich hier, zunächst einmal die Frage zu stellen, welche Worte das Bild vom schlimmsten Moment auslöst, und dabei genau hinzuhören, um welches Thema es unseren Patienten geht. Wenn hier eher Beschreibungen genannt werden, wie »Ich hatte Angst«, sollte nachgefragt werden: »Was sagt das über Sie aus?« Auch das Unterbreiten eines Vorschlags wie »Ist das Schlimmste, was Sie da über sich sagen dann vielleicht ›Ich bin in Gefahr?‹« ist eine Möglichkeit.
	▶ Die Phase 3 und 4 nicht direkt aufeinander folgen lassen: Manchmal entsteht bei Therapeuten die Idee, diese Phasen in separaten Sitzungen durchzuführen, also den Prozess schon mal anzubahnen, indem man in einer Sitzung eine Phase 3 durchführt, mit dem Reprozessieren hingegen erst in der darauffolgenden Sitzung zu starten. Davon ist abzuraten. Beide Phasen sollten zeitlich immer direkt aufeinander folgen, da die Bewertungsphase zum einen oft sehr belastend für den Patienten ist und sie daher nicht für sich, ohne bilaterale Stimulation stehen sollte. Zum anderen kann in der Zeit zwischen den Sitzungen bereits etwas spontan prozessieren, sodass die zuvor erhobene Phase 3 dann nicht mehr »aktuell« ist und somit erneut erhoben werden müsste. Eine hilfreiche Strategie ist hier, vor allem als Anfänger, für eine Sitzung mit Erinnerungsverarbeitung immer eine Doppelstunde einzuplanen, so ist in jedem Fall genug Zeit vorhanden.
	▶ Beim Rückgang zum Ausgangsereignis nach dem schlimmsten Bild oder der negativen Kognition fragen Die in der Bewertungsphase erfragten Fragmente des Knotens werden in der Phase 4 nicht mehr erwähnt. Da wir nicht wissen, was und wie im Laufe des Prozesses verarbeitet wird, halten wir die Instruktionen in der Phase des Reprozessierens bewusst unspezifisch und neutral. »Achten Sie darauf« ist hier nie spezifisch, sondern einfach als: »Achten Sie auf das, was gerade da ist, und folgen Sie den Fingern« gemeint. Gleiches gilt für den erneuten Blick auf den Knoten nach einem Kanalende: Auch hier wird unspezifisch gefragt. »Wenn Sie jetzt zum Ausgangsereignis zurückgehen, was ist da jetzt?«
	▶ In der Phase des Reprozessierens den SUD mehrfach abfragen Der SUD wird nur einmal in der Bewertungsphase erhoben, danach erst wieder, wenn am Knoten keine Belastung mehr berichtet wird.
	▶ Bei einem niedrigen SUD aufhören zu reprozessieren Therapeuten werden manchmal dazu verleitet, den Prozess nicht zu Ende zu führen, weil der SUD schon niedrig ist, beispielsweise von einer 9 auf eine 2 gesunken ist, und Patient und Therapeut erschöpft sind. Sollte noch ausreichend Zeit vorhanden sein, ist es dennoch sehr empfehlenswert, auch die Reste, die den SUD von 2 noch ausmachen, zu reprozessieren, da auch diese noch Belastung auslösen können und keineswegs irrelevant für das Wohlbefinden des Patienten sind.

INFO 49 • E

Dos und Don’ts: Abschluss und Nachbefragung und Überprüfung

Dos	▶ Die Zeit im Blick haben und rechtzeitig am Kanalende stoppen, um eine Sitzung gegebenenfalls vorläufig abzuschließen Für einen vorläufigen Abschluss sollten in etwa 15 Minuten eingeplant werden, damit unsere Patienten gut geerdet aus der Sitzung gehen können und eventuell benötigte Distanzierungsübungen, wie bspw. die »Tresor-Übung«, noch durchgeführt werden können.
	▶ Die Phase 8 (Nachbefragung und Überprüfung) sollte direkt zu Beginn der darauffolgenden Sitzung initiiert werden, damit gegebenenfalls noch ausreichend Zeit da ist, um einen erneuten Prozess der Nachverarbeitung zu beginnen.
Don’ts	▶ Die Durchführung der Phase 8 vergessen Wenn in der vorherigen Sitzung eine Erinnerung reprozessiert wurde, sollte immer eine Überprüfung und Nachbefragung stattfinden, um sicherzustellen, dass das Ereignis vollständig verarbeitet ist und keine Belastungsreste mehr vorhanden sind.
	▶ Einen neuen Prozess mit alter Bewertungsphase starten Wenn nach Durchführung der Phase 8 entschieden wird, die Erinnerung noch einmal zu reprozessieren, weil noch Belastung vorhanden ist, sollte die Bewertungsphase (Phase 3) noch einmal komplett neu durchgeführt werden, da sich hier durch die bereits stattgefundene Verarbeitung vieles verändert haben kann.

10 Mein Wissen überprüfen und anwenden

In diesem Kapitel können Sie Ihr Wissen zu den Grundkonzepten, Techniken und Strategien der EMDR-Therapie überprüfen. Dazu finden Sie Multiple-Choice-Fragen und offene Fragen, mit denen Sie Ihr Wissen in Bezug auf die Gestaltung der einzelnen Phasen der EMDR-Therapie überprüfen können. Außerdem finden Sie ein Fallbeispiel, anhand dessen Sie eine Fallkonzeption erstellen können. Am Ende des Kapitels finden Sie die entsprechenden Lösungen und Hinweise zur richtigen Beantwortung der Fragen.

Arbeitsmaterial dieses Kapitels

AB 3 Wissensüberprüfung: AIP-Modell

Auf diesem Arbeitsblatt finden Sie Multiple-Choice-Fragen zum AIP Modell.

AB 4 Wissensüberprüfung: Behandlungsplanung – vom Fallbeispiel zur Fallkonzeption

Mit diesem Arbeitsblatt können Therapeutinnen üben, aus einem Fallbeispiel eine Behandlungsplanung für eine EMDR-Therapie abzuleiten.

AB 5 Wissensüberprüfung: Vorbereitungs- und Stabilisierungsphase

Anhand von Multiple-Choice-Fragen und offenen Fragen können Sie hier Ihr Wissen rund um die Phase 2 überprüfen.

AB 6 Wissensüberprüfung: Kognitionsarbeit

Auf diesem Arbeitsblatt finden sich Fragen zur Kognitionsarbeit.

AB 7 Wissensüberprüfung: Phase 4 bis 6

Mit diesem Arbeitsblatt können Sie Ihr Wissen zu den Phasen 4 bis 6 überprüfen und sich anhand kleiner Fallbeispiele die konkreten Behandlungsschritte in den einzelnen Phasen noch einmal vergegenwärtigen.

AB 8 Wissensüberprüfung: Abschluss und Nachbefragung

Dieses Arbeitsblatt enthält Multiple-Choice-Fragen und offene Fragen zu den Phasen 7 und 8 der EMDR-Therapie.

AB 3 • Ü

Wissensüberprüfung: AIP-Modell

Frage 1: Welches der folgenden Konzepte ist ein zentraler Bestandteil des AIP-Modells?
☐ (A) chronische Schmerzlinderung
☐ (B) adaptive und dysfunktionale Verarbeitung
☐ (C) Verhaltenstherapie
☐ (D) Biofeedback-Techniken

Frage 2: Was passiert, wenn Erinnerungen dysfunktional verarbeitet werden?
☐ (A) Sie werden vollständig vergessen.
☐ (B) Sie können weiterhin negative Emotionen hervorrufen.
☐ (C) Sie werden in das Langzeitgedächtnis überführt.
☐ (D) Sie werden sofort geheilt.

Frage 3: Was wird im AIP-Modell als adaptive Information betrachtet?
☐ (A) Erfahrungen, die zu gesunden Bewältigungsmechanismen führen
☐ (B) traumatische Erlebnisse, die keine emotionale Bedeutung haben
☐ (C) unbewusste Gedanken, die zu Angstzuständen führen
☐ (D) Erinnerungen, die nicht verarbeitet werden können

Frage 4: Welche Rolle spielt die bilaterale Stimulation in der EMDR-Therapie?
☐ (A) Sie verstärkt die Emotionen.
☐ (B) Sie fördert die Integration von Informationen und löst die Blockade im Selbstheilungssystem.
☐ (C) Sie hilft bei der Schmerzlinderung.
☐ (D) Sie ist nicht relevant für das AIP-Modell.

Frage 5: Welche der folgenden Aussagen beschreibt am besten das Ziel der EMDR-Therapie im Kontext des AIP-Modells?
☐ (A) vollständige Löschung von Erinnerungen
☐ (B) kognitive Umstrukturierung maladaptiver Glaubenssätze
☐ (C) Förderung der adaptiven Informationsverarbeitung
☐ (D) Verbesserung der zwischenmenschlichen Beziehungen

Wissensüberprüfung: Behandlungsplanung – vom Fallbeispiel zur Fallkonzeption

Mit diesem Arbeitsblatt können Sie üben, aus einem Fallbeispiel einen Behandlungsplan für eine EMDR-Therapie abzuleiten.

Fallbeispiel

Frau J. ist eine 37-jährige, verheiratete Mutter von zwei Kindern. Sie arbeitete bis vor einem Jahr halbtags als Erzieherin in einer Kindertagesstätte. Vor einem Jahr erlitt sie einen Unfall, bei dem sie von einem Auto als Fußgängerin überfahren wurde. In einem Parkhaus verwechselte eine Fahrerin Gas und Bremse und verlor dabei die Kontrolle über ihr Fahrzeug, sodass sie die Patientin auf dem Gehweg des Parkhauses anfuhr. Dabei geriet Frau J. teilweise unter das Auto und erlitt schwere Verletzungen.

Seitdem bestehen Symptome einer Posttraumatischen Belastungsstörung: Die Patientin erlebt den Unfall immer wieder in Form von Flashbacks, Intrusionen und Albträumen. Frau J. fühlt sich oft leer und gereizt. Sie berichtet über Schlafstörungen und Hypervigilanz. Seit dem Unfall vermeidet sie viele Situationen, bspw. bestimmte Wege, Parkplätze, Parkhäuser. Entgegenkommende Autos und laute Motorengeräusche lösen im Alltag eine starke Angstreaktion aus, ebenso wie das Geräusch des Martinshorns. Frau J. ist seit dem Unfall nicht arbeitsfähig. Der Gedanke daran, die Arbeitstätigkeit wieder aufzunehmen, löst ebenfalls Angst aus, da ihre Arbeitsstätte nur mit dem Auto zu erreichen ist und die Patientin Angst hat, ihr Auto auf dem Parkplatz der Kita zu parken. Es besteht die Befürchtung, dass ihr als Fußgängerin erneut etwas zustoßen könnte. Auf der Traumalandkarte gibt Frau J. den SUD des Unfalls mit 9 an.

In der Anamnesephase berichtet Frau J. noch weitere Belastungen: Sie könne im Alltag schlecht Grenzen setzen, was immer wieder dazu führe, dass sie sich überfordere. Sie vermute, dass es einen Zusammenhang zu Ereignissen in ihrer Kindheit gebe: Es habe eine Zeit gegeben, in der der Vater der Patientin inhaftiert gewesen sei, vom 11. bis zum 14. Lebensjahr. Der Grund dafür sei Steuerhinterziehung gewesen. Die Erinnerung an die Festnahme durch die Polizei und die drei Jahre danach sei immer noch sehr belastend, habe einen SUD von 7. Neben der Festnahme seien hier vor allem Erinnerungen an die weinende und überforderte Mutter belastend. Die Patientin habe sich hilflos und überfordert gefühlt und versucht, die Mutter so gut wie möglich zu unterstützen.

Auf die Frage nach Ressourcen und positiven Erinnerungen kann die Patientin einige schöne Erinnerungen an die Zeit vor ihrem 11. Lebensjahr nennen, z. B. ein schöner Familienurlaub in den Alpen. Auch in ihrer aktuellen Lebenssituation gebe es viel Positives. Sie habe eine gute Beziehung zu ihrem Ehemann und fühle sich durch ihre beste Freundin sehr unterstützt. Zudem habe sie wieder begonnen, Yoga zu machen, was ihr guttue.

Wissensüberprüfung: Behandlungsplanung – vom Fallbeispiel zur Fallkonzeption

(1) Erstellen Sie eine Traumalandkarte und zeichnen Sie die belastenden Erinnerungen ein.

Traumalandkarte

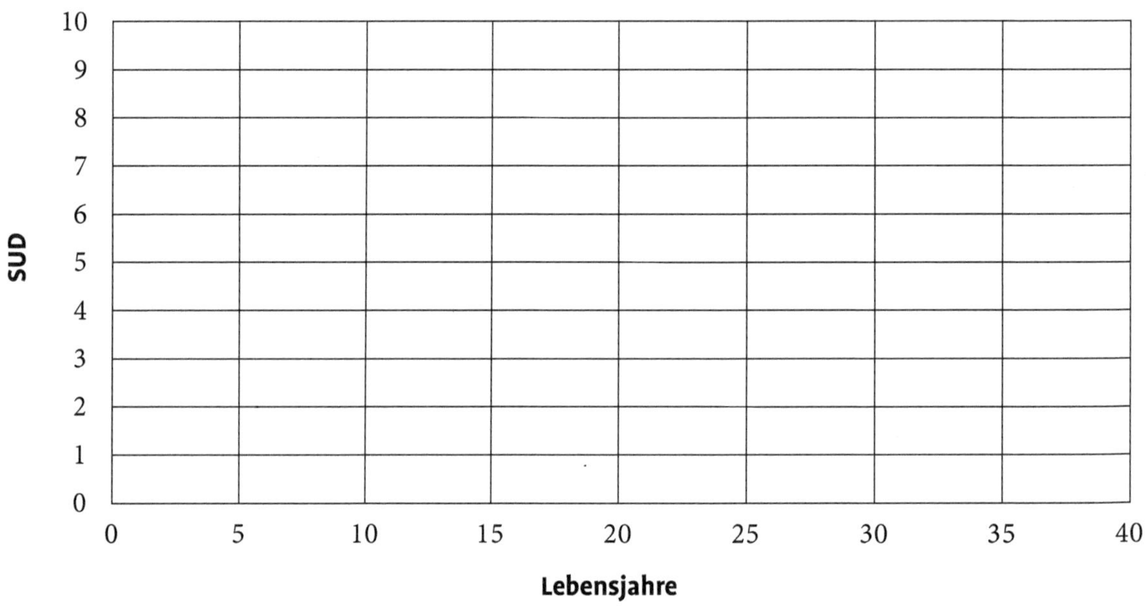

(2) Legen Sie eine Behandlungsreihenfolge fest. Mit welchem Ereignis würden Sie beginnen? Was wären die nächsten Schritte?

Wissensüberprüfung: Behandlungsplanung – vom Fallbeispiel zur Fallkonzeption

(3) Welche Ressourcenübungen würden Sie für diese Patientin planen?

....

....

....

....

....

....

....

....

Wissensüberprüfung: Vorbereitungs- und Stabilisierungsphase

(1) Was ist das Hauptziel der Phase 1 (Anamnese) in der EMDR-Therapie?
- ☐ (A) Stabilisierung des Klienten
- ☐ (B) Identifikation von pathogenen Erinnerungen und Behandlungsplanung
- ☐ (C) Durchführung der bilateralen Stimulation
- ☐ (D) Verarbeitung von Emotionen

(2) Welche der folgenden Informationen wird in der Phase 1 erhoben? (Mehrfachantworten möglich)
- ☐ (A) aktuelle Lebenssituation des Klienten
- ☐ (B) detaillierte Erzählung der traumatischen Erlebnisse
- ☐ (C) vorhandene Bewältigungsstrategien
- ☐ (D) Behandlungshistorie des Klienten
- ☐ (E) Vorliegen pathogener Erinnerungen

(3) Was ist ein wichtiges Element der Phase 2?
- ☐ (A) Erarbeiten von Ressourcen und Bewältigungsmechanismen
- ☐ (B) direkte Verarbeitung von traumatischen Erinnerungen
- ☐ (C) Erstellung eines Therapieplans
- ☐ (D) Anwendung von Entspannungstechniken

(4) Beschreiben Sie kurz, welche Techniken in der Phase 2 angewendet werden, um Patientinnen auf die Verarbeitung von Erinnerungen vorzubereiten.

....

....

....

....

(5) Warum ist es wichtig, dass Patientinnen in der Phase 1 und 2 eine gute Bindung zu ihren Therapeutinnen aufbauen?

....

....

....

....

Wissensüberprüfung: Vorbereitungs- und Stabilisierungsphase

(6) Erstellen Sie eine Checkliste zur Durchführung der bilateralen Stimulation: Worauf sollten Therapeutinnen achten?

....

....

....

....

....

....

....

....

(7) Wann wenden Sie schnelle bilaterale Stimulation an, wann langsame?

....

....

....

....

AB 6 • Ü

Wissensüberprüfung: Kognitionsarbeit

(1) Welche der folgenden Kriterien beschreibt eine geeignete negative Kognition für die EMDR-Therapie? (Mehrfachantworten möglich)

☐ (A) Sie ist generalisierbar.
☐ (B) Sie ist affektgeladen.
☐ (C) Sie bezieht sich auf eine momentane Frustration über äußere Umstände.
☐ (D) Sie ist gegenwärtig gültig.
☐ (E) Sie ist eine logische Schlussfolgerung auf der Grundlage von aktuellen Problemen.
☐ (F) Sie ist irrational.

(2) Listen Sie die vier häufigsten Themenbereiche der Kognitionen auf.

(1) ....

(2) ....

(3) ....

(4) ....

(3) Welche der folgenden positiven Kognitionen entspricht nicht den Kriterien für eine geeignete positive Kognition?

☐ (A) Ich habe überlebt.
☐ (B) Ich hätte es verhindern sollen.
☐ (C) Ich bin es wert, geliebt zu werden.
☐ (D) Ich habe getan, was ich konnte.

(4) Was wird mit der VoC-Skala (Validity of Cognition) gemessen?

☐ (A) die Intensität der traumatischen Erinnerung
☐ (B) die körperliche Reaktion auf das Trauma
☐ (C) die Stimmigkeit der positiven Kognition
☐ (D) die soziale Erwünschtheit der positiven Kognition

Wissensüberprüfung: Phase 4 bis 6

(1) Was verstehen wir unter dem Begriff »Kanal« in der Phase des Reprozessierens (Phase 4)?

....

....

....

....

(2) Wie ist das Ende eines Kanals definiert?

....

....

....

....

(3) Woran erkennen Sie, dass im Prozess eine Blockade auftritt?

....

....

....

....

(4) Beschreiben Sie die Interventionen zum Lösen von Blockaden.

....

....

....

....

Wissensüberprüfung: Phase 4 bis 6

(5) In der Verankerungsphase bleibt der VoC der positiven Kognition unter 6 trotz erfolgreichen Reprozessierens in Phase 4. Wie können Sie vorgehen?

....

....

....

....

(6) Beim Körpertest berichtet die Patientin über ein unangenehmes Druckgefühl in der Brust. Wie gehen Sie vor?

....

....

....

....

AB 8 • Ü

Wissensüberprüfung: Abschluss und Nachbefragung

(1) Wann wird ein vollständiger und wann ein unvollständiger Abschluss angewandt?

....

....

....

....

(2) Welche Instruktionen erhält die Patientin typischerweise in der Phase 7 (Abschluss)? (Mehrfachantworten möglich)

- ☐ (A) Die negativen Kognitionen aufzuschreiben.
- ☐ (B) Sich über auftretende neue Gedanken, Gefühle oder Körperempfindungen bewusst zu sein und diese gegebenenfalls zu notieren.
- ☐ (C) Nichts weiter zu tun und alles zu vergessen.
- ☐ (D) Den Fortschritt der Therapie zu bewerten.
- ☐ (E) Bei Bedarf den »Wohlfühlort« oder andere Stabilisierungstechniken anzuwenden.

(3) Sie haben in der vorherigen Sitzung erfolgreich die Erinnerung an einen Autounfall reprozessiert und konnten die Sitzung vollständig mit einem SUD von Null und einem VoC von 7 abschließen. Wie führen Sie die Phase 8 durch?

....

....

....

Hinweise und Lösungsstrategien

AB 3:

(1) Antwort B ist richtig.
(2) Antwort B ist richtig.
(3) Antwort A ist richtig.
(4) Antwort B ist richtig.
(5) Antwort C ist richtig.

AB 4:

(1) Traumalandkarte
(2) Behandlungsreihenfolge:
Da es sich um eine ressourcenstarke Patientin handelt und keine komplexe Traumafolgestörung vorliegt, wird mit dem EMDR-Standardprotokoll gearbeitet.
Da die Erinnerung an den Unfall derzeit die meisten Symptome verursacht, sollte diese zuerst auf den drei Zeitebenen Vergangenheit, Gegenwart und Zukunft reprozessiert werden. Anschließend kann das Cluster »Inhaftierung des Vaters« bearbeitet werden. Hier wird so vorgegangen, dass zunächst die erste belastende Erinnerung aus diesem Cluster, dann die schlimmste und anschließend die letzte Erinnerung des Clusters bearbeitet werden. Auch hier sollte danach noch überprüft werden, ob für dieses Cluster Trigger der Gegenwart oder Zukunftsprojektionen bestehen.
(3) Planung der Ressourcen
Hier sollte in jedem Fall der Wohlfühlort installiert werden. Für die Belastungen im Alltag der Patientin sollten bei Bedarf komplementäre Ressourcen aktiviert werden, z. B. zum Thema Grenzen setzen. Hier wäre der Einsatz von IRI und der Absorptionstechnik hilfreich. Im Verlauf der Behandlung können mit der Absorptionstechnik weitere belastende Alltagssituationen und gefürchtete Situationen in der Zukunft bearbeitet werden.

AB 5:

(1) Antwort B ist richtig.
(2) Antwort A, C, D, E sind richtig.
(3) Antwort A ist richtig.
(4) Psychoedukation, Stimulationstest, Einüben einer Ressource, 4 Tests zur Überprüfung der Stabilität.
(5) Der Aufbau einer tragfähigen therapeutischen Beziehung ermöglicht es den Patientinnen, auch sehr belastendes Material zu verarbeiten, und ist somit entscheidend für den Erfolg der EMDR-Therapie.
(6) Checkliste:
- Stoppzeichen
- Sitzposition: »Schiffe die im Kanal aneinander vorbeifahren«
- Finger auf Augenhöhe der Patientinnen
- Abstand und Geschwindigkeit nach Bedarf und Vermögen der Patientinnen
- ABW so schnell, dass Patientinnen gerade noch folgen können (circa 1 Hertz)
- nicht ins Gesichtsfeld der Patientinnen kommen
- testen, ob eine Brille, sofern vorhanden aufbleibt oder abgesetzt werden soll

(7) In Phase 3 bis 6 wird schnell (1Hz) und lang stimuliert (25–30 ABW, bei Bedarf mehr). Nur bei der Installation von Ressourcen wird kurz 7–12 ABW und langsam stimuliert.

AB 6:

(1) Antwort A, B, D und F sind richtig.
(2) Sicherheit, Schuld, Selbstwert, Gefahr
(3) Antwort B ist richtig.
(4) Antwort C ist richtig.

AB 7:

(1) Der Begriff »Kanal« wird in der EMDR-Therapie als Metapher für Assoziationsketten verwendet, die durch die bilaterale Stimulation des Knotens entstehen. Wie in einem Kanal wird hier (Erinnerungs-)Material transportiert, welches der Patientin hilft, das belastende Lebensereignis zu verarbeiten.
(2) Zwei Mal aufeinanderfolgend die Rückmeldung positiven oder neutralen Materials.
(3) Zwei Mal aufeinanderfolgend keine Veränderung im negativen Material.
(4) Verlängerung des Sets, Geschwindigkeit erhöhen, Richtung der bilateralen Stimulation wechseln, Fokus verändern
(5) Fragen: Was hindert es daran, sich ganz stimmig anzufühlen? Die Antwort bilateral stimulieren. Alternativ die positive Kognition umformulieren und so anpassen, dass sie sich stimmig anfühlt.
(6) Die unangenehme Körperempfindung stimulieren.

AB 8:

(1) Ein vollständiger Abschluss wird bei einem SUD von Null und einem VoC von 6–7 durchgeführt. Ein unvollständiger Abschluss dann, wenn der SUD größer Null ist. Die Sitzung wird dann am Kanalende beendet.
(2) Die richtigen Antworten sind B und E.
(3) Die Patientin wird gebeten, noch mal mit der Erinnerung an das Ereignis in Kontakt zu gehen und zu prüfen, ob es sich noch belastend anfühlt. Wird ein SUD größer Null berichtet kann nach Absprache erneut Phase 3 bis 7 durchgeführt werden.

11 Wo kann ich mehr erfahren?

In diesem Kapitel findet sich eine kleine Auswahl an weiterführender und vertiefender Literatur und Möglichkeiten, sich über die EMDR-Ausbildung und Zertifizierung zu informieren.

Informationsmaterial dieses Kapitels

INFO 50 Literatur zu allgemeinen Grundlagen der EMDR-Therapie
Hier werden Bücher vorgestellt, die die Grundlagen der EMDR-Therapie ausführlich darstellen und einzelne Aspekte vertiefen.

INFO 51 Literatur zu spezifischen Anwendungsgebieten der EMDR-Therapie und hilfreiche Websites
Auf diesem Infoblatt finden sich Literaturtipps zu spezifischen Anwendungsgebieten der EMDR-Therapie, wie bspw. Depressionen oder Schmerzstörungen sowie Angaben zu Websites, die weiterführende Informationsmöglichkeiten bieten.

INFO 50 • V

Literatur zu allgemeinen Grundlagen der EMDR-Therapie

- Shapiro, F. (2023). Eye Movement Desensitization and Reprocessing (EMDR): Grundlagen und Praxis der Traumatherapie (4. Aufl.). Paderborn: Junfermann.
  Der Klassiker, in dem Francine Shapiro, die Entwicklerin der EMDR-Methode, die Grundlagen von EMDR und die acht Phasen der EMDR Therapie darlegt.
- Hofmann, A. & Lehnung, M. (2024). EMDR: Therapie psychotraumatischer Belastungssyndrome (6. Aufl.). Stuttgart: Thieme.
  Ergänzendes Grundlagenbuch mit besonderem Schwerpunkt auf der Neurobiologie psychischer Traumata, Innovationen in der EMDR-Therapie sowie der Entwicklung von Behandlungsplänen für andere Traumafolgestörungen, Angststörungen und Depressionen.
- Böhm, K. (2024). EMDR. Göttingen: Hogrefe
  Dieses Buch zeigt, wie psychologische und ärztliche Psychotherapeutinnen EMDR in der Traumatherapie einsetzen können.
- Hofmann, A. (2015). EMDR: Grundlagen und Praxis (2. Aufl.). Fortschritte der Psychotherapie, Band 34. Göttingen: Hogrefe.
  Der Band beschreibt praxisorientiert die acht Phasen der EMDR-Therapie und veranschaulicht das Vorgehen anhand von Fallbeispielen. Dabei wird auch auf die Unterschiede in der Behandlungsplanung von PTBS und Komplexer PTBS eingegangen.
- Rost, C. (2016). Ressourcenarbeit mit EMDR: Therapie-Tools für Coaching, Persönlichkeitsentwicklung und Psychotherapie. Paderborn: Junfermann.
  Ein Buch, das den besonderen Aspekt der Stabilisierung von Traumapatienten mit EMDR noch einmal in vielen praktischen Details beleuchtet.
- Rost, C. (2023). Ressourcenarbeit mit EMDR – Neue Entwicklungen. Paderborn: Junfermann.

INFO 51 • V

Literatur zu spezifischen Anwendungsgebieten der EMDR-Therapie und hilfreiche Websites

Lehrbücher zu verschiedenen Anwendungsgebieten der EMDR-Therapie

- Hofmann, A., Ostacoli, L., Lehnung, M. & Hase, M. (2020). Depressionen behandeln mit EMDR. Stuttgart: Klett-Cotta.
  Aus zehn Jahren Studien und Behandlungserfahrungen ist dieses Buch entstanden, das in vielen Fallberichten die praktische Anwendung des erprobten und wissenschaftlich gut erforschten EMDR Deprend®-Protokolls zur Behandlung depressiver Störungen illustriert.

Zusätzliche Literaturempfehlungen

- Rost, C. (Hrsg.). (2020). EMDR: Zwischen Struktur und Kreativität. Paderborn: Junfermann.
  Verschiedenen Aspekte und Facetten der EMDR-Therapie werden beleuchtet, indem die Balance zwischen strukturierten Methoden und kreativen Ansätzen in der therapeutischen Praxis hergestellt wird. Das Buch bietet eine Vielzahl von Beiträgen von Experten, die sowohl theoretische Grundlagen als auch praktische Anwendungsbeispiele für die erfolgreiche Integration von EMDR in die Psychotherapie vorstellen.
- Tesarz, J., Seidler, G.H. & Eich W. (2025). Schmerzen behandeln mit EMDR: Das erweiterte Praxishandbuch. Stuttgart: Klett-Cotta.
  Eine umfassende Einführung in die Anwendung der EMDR-Therapie zur Behandlung von chronischen Schmerzen. Das Buch verbindet theoretische Grundlagen mit praktischen Anleitungen und Fallbeispielen, um Therapeuten zu unterstützen, EMDR effektiv in ihren Schmerzbehandlungen einzusetzen.
- Eckers, D. (2006). EMDR in der Praxis bei Kindern und Jugendlichen. In Lamprecht, F. (Hrsg.), Praxisbuch EMDR. Modifizierungen für spezielle Anwendungsgebiete. Stuttgart: Klett-Cotta.
  Ein Überblick zu den Behandlungsstrategien und der praktischen Anwendung der EMDR-Therapie bei Kindern und Jugendlichen.

Informative Websites

- Fachgesellschaft EMDRIA: http://www.emdria.de
  Hier finden sich Informationen und Aufklärungsmaterialien für Patient:innen und Psychotherapeut:innen, Informationen zur Ausbildung und zur Zertifizierung in Deutschland, sowie ein Verzeichnis zertifizierter EMDR-Therapeutinnen für Therapiesuchende.
- Fachgesellschaft EMDR-Europe: https://www.emdr-europe.org
  Auf dieser Website finden Psychotherapeut:innen Informationen zur EMDR-Ausbildung und Zertifizierung.
- Francine Shapiro Libary: https://francineshapirolibrary.omeka.net/
  Hier findet sich eine umfangreiche Sammlung von Veröffentlichungen zu EMDR auf Englisch.
- Ausbildung in EMDR nach den Richtlinien der Fachgesellschaft bietet u. a. das EMDR-Institut® Deutschland an, http://www.emdr.de. Dieses ist der größte Anbieter in Deutschland. Daneben existieren einige kleinere Anbieter. Es sollte immer darauf geachtet werden, dass ein Anbieter nach den Richtlinien der Fachgesellschaft ausbildet.

Literatur

Ainsworth, M.D.S., Blehar, M.C., Waters, E. & Wall, S. (1978). Pattens of Attachment. A Psychological Study of the Strange Situation. Hillsdale, NJ: Erlbaum.

Baek, J., Lee, S., Cho, T., Kim, S.-W., Kim, M., Yoon, Y., et al. (2019). Neural circuits underlying a psychotherapeutic regimen for fear disorders. Nature, 566, 339–343.

Bordin, E.S. (1979). The generalizability of the psychoanalytic concept of the working alliance. Psychotherapy: Theory, Research and Practice, 16, 252–260.

Bowlby, J. (1960). Grief and mourning in infancy and early childhood. Psychoanalytical Study Child, 15, 9–52.

Centonze, D., Siracusano, A., Calabresi, P. & Bernardi, G. (2005). Removing pathogenic memories: a neurobiology of psychotherapy. Molecular Neurobiology, 32, 123–132.

Hase, M. & Brisch, K.H. (2022). The Therapeutic Relationship in EMDR Therapy. Frontiers in Psychology, 13, 835470.

Hofmann, A., Hase, M., Liebermann, P., Ostacoli, L., Lehnung, M., Ebner, F., et al. (2016). DeprEnd© – EMDR therapy protocol for the treatment of depressive disorders. In M. Luber (Ed.), Eye Movement Desensitization and Reprocessing (EMDR) Therapy Scripted Protocols and Summary Sheets: Treating Anxiety, Obsessive-Compulsive, and Mood-Related Conditions (pp. 290–311). New York, NY: Springer.

Korn, D.L. & Leeds, A.M. (2002). Preliminary evidence of efficacy for EMDR resource development and installation in the stabilization phase of treatment of complex posttraumatic stress disorder. Journal of Clinical Psychology, 58, 1465–1487.

Laliotis, D., Luber, M. & Oren, U. (2019). Defining EMDR therapy: A brief examination of existing definitions and modifications. Panel presentation, Council of Scholars Symposium, Orange County.

Laliotis, D., Luber, M., Oren, U., Shapiro, E., Ichilii, M., Hase, M., Rosa, L.L., Alter-Reid, K., Jammes, J., et al. (2021). What is EMDR Therapy? Past, Present and Future Directions. Journal of EMDR Practice and Research, 15, 4, 2021.

Laliotis, D., Luber, M., Oren, U., Shapiro, E., Ichilii, M., Saint-Tortes, J., et al. (2020). What is EMDR Therapy? Workgroup presentation to the Council of Scholars. Online Symposium.

Landin-Romero, R., Moreno-Alcazar, A., Pagani, M. & Amann, B.L. (2018). How does eye movement desensitization and reprocessing therapy work? A systematic review on suggested mechanisms of action. Frontiers in Psychology, 9, 1395.

LeDoux, J.E. (1996). The Emotional Brain. New York: Simon and Schuster.

Leeds, A.M. (2009). Resources in EMDR and other traumafocused psychotherapy: a review. Journal of EMDR Practice and Research, 3, 152–160.

Mavranezouli, I., Megnin-Viggars, O., Grey, N., Bhutani, G., Leach, J., Daly, C., et al. (2020). Costeffectiveness of psychological treatments for posttraumatic stress disorder in adults. PLoS ONE, 15 (4), e0232245.

Ostacoli, L., Carletto, S., Cavallo, M., Baldomir-Gago, P., Di Lorenzo, G., Fernandez, I., Hase, M., Justo-Alonso, A., Lehnung, M., Migliaretti, G., Oliva, F., Pagani, M., Recarey-Eiris, S., Torta, R., Tumani, V., Gonzalez-Vazquez, A.I. & Hofmann, A. (2018). Comparison of Eye Movement Desensitization Reprocessing and Cognitive Behavioral Therapy as Adjunctive Treatments for Recurrent Depression: The European Depression EMDR Network (EDEN) Randomized Controlled Trial. Frontiers in Psychology, 9, 74.

Pagani, M., Amann, B.L., Landin-Romero, R. & Carletto, S. (2017). Eye movement desensitization and reprocessing and slow wave sleep: a putative mechanism of action. Frontiers in Psychology, 8, 1935.

Scelles, C. & Bulnes, L.C. (2021). EMDR as Treatment Option for Conditions Other Than PTSD: A Systematic Review. Frontiers in Psychology, 12, 644369.

Shapiro, F. (1989). Eye movement desensitization: a new treatment for posttraumatic stress disorder. Journal of Behavior Therapy and Experimental Psychiatry, 20, 211–217.

Shapiro, F. (2001). Eye Movement Desensitization and Reprocessing (EMDR): Basic Principles, Protocols, and Procedures. New York, NY: Guilford Press.

Shapiro, F. (2002). EMDR as an Integrative Approach: Experts of Diverse Orientations Explore the Paradigm Prism. Washington, D.C.: American Psychological Association.

Shin, L.M., Rauch, S.L. & Pitman, R.K. (2006). Amygdala, Medial Prefrontal Cortex, and Hippocampal Function in PTSD. Annals of the New York Academy of Sciences, 1071, 67–79.

Szeska, C., Mohrmann, H. & Hamm, A. (2023). Facilitated extinction but impaired extinction recall by eye movement manipulation in humans – Indications for action mechanisms and the applicability of eye movement desensitization. International Journal of Psychophysiology, 184, 64–75.

van den Berg, D.P. & van der Gaag, M. (2012). Treating trauma in psychosis with EMDR: a pilot study. Journal of Behavior Therapy and Experimental Psychiatry, 43(1), 664–671.